Andrec Kisch / Sabine Pauli

Die Ravensburger Feinmotorikkiste (FeinMoKi)

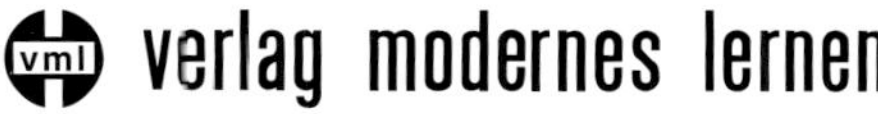

© 2022 verlag modernes lernen Borgmann GmbH & Co. KG, Dortmund

Titelfoto: © ThorstenSchmitt – Fotolia.com

Zeichnungen: A. Kisch

3. Auflage 2023

Gesamtherstellung in Deutschland: Löer Druck GmbH, Dortmund

Bestell-Nr. 1093 ISBN 978-3-8080-0813-3

Urheberrecht beachten!
Alle Rechte der Wiedergabe dieses Fachbuches zur beruflichen Weiterbildung, auch auszugsweise und in jeder Form, liegen beim Verlag. Mit der Zahlung des Kaufpreises verpflichtet sich der Eigentümer des Werkes, unter Ausschluss der § 52a/b und § 53 UrhG., keine Vervielfältigungen, Fotokopien, Übersetzungen, Mikroverfilmungen und keine elektronische, optische Speicherung und Verarbeitung (z. B. Intranet), auch für den privaten Gebrauch oder Zwecke der Unterrichtsgestaltung, ohne schriftliche Genehmigung durch den Verlag anzufertigen. Er hat auch dafür Sorge zu tragen, dass dies nicht durch Dritte geschieht. Der gewerbliche Handel mit gebrauchten Büchern ist verboten.

Zuwiderhandlungen werden strafrechtlich verfolgt und berechtigen den Verlag zu Schadenersatzforderungen. (Die Kopiervorlagen auf den Seiten 99, 100, 101, 103, 105 stehen dem Käufer dieses Buches für den *nichtgewerblichen* Gebrauch zur Verfügung.)

Inhalt

1. Einführung

Im kindlichen Spiel und den vielen Tätigkeiten des Alltags erlernen und üben Kinder eine große Vielfalt von unterschiedlichen feinmotorischen Bewegungen und Fertigkeiten. Damit Bewegungen und Tätigkeiten zunehmend geläufiger und letztlich automatisiert ablaufen, ist ein häufiges Wiederholen in vielfältigen Variationen erforderlich. Nur darüber kommt es zu einer Speicherung von Bewegungsmustern im Gehirn, die ohne Anstrengung abgerufen werden können. Diese ermöglichen dem Kind, mehrere Verrichtungen gleichzeitig auszuführen, z. B. mit Klötzen zu bauen und zuzuhören, was ein anderes Kind sagt oder mit Wasserfarben zu malen und gleichzeitig ein Märchen anzuhören. Vor allem bei zunehmenden grafomotorischen Anforderungen während der Vorschulzeit bis hin zur Einschulung ist ein kontinuierliches, vielfältiges wiederholtes fein- und grafomotorisches Tun erforderlich, damit sich ein Kind die Vorläuferfähigkeiten für das Schreiben-Lernen aneignet.

Kinder mit Einschränkungen der Handgeschicklichkeit brauchen eine zielgerichtete Förderung im Rahmen der Ergotherapie oder einer pädagogischen / heilpädagogischen Maßnahme. Zusätzlich ist eine Vertiefung der Förderinhalte zu Hause und eine Übertragung und Einbettung in alltägliche Verrichtungen wie z. B. beim Anziehen, der Essenszubereitung, sowie beim Malen und kreativen Gestalten unbedingt erforderlich.

Kinder mit Bewegungsauffälligkeiten oder Wahrnehmungsstörungen haben oft Schwierigkeiten, fein dosierte Bewegungen auszuführen. Häufig vermeiden sie feinmotorische Tätigkeiten und geraten so zunehmend in Schwierigkeiten, die vielfältigen Anforderungen in Kita, Schule und Elternhaus zu erfüllen.

Die Handgeschicklichkeit setzt sich aus vielen Aspekten zusammen. So sind einerseits die sensomotorischen Verarbeitungsprozesse ein wichtiger Teil der Betätigung, aber auch die Bedeutung der Tätigkeit für das einzelne Kind.
Mit spielerischen Übungen können Kinder motiviert werden, ihre Fertigkeiten zu steigern und somit ihre Fähigkeiten zum selbständigen Handeln zu entwickeln. Spielerisches Handeln mit häufigen Wiederholungen entspricht dem kindlichen Spiel- und Lernverhalten.

In jeder Praxis / der Kita / verschiedenen heilpädagogischen oder therapeutischen Einrichtungen gibt es viele kleine Alltagsgegenstände, mit denen die Handgeschicklichkeit des Kindes gefördert werden kann. Es ist sinnvoll, diese Gegenstände selbst in einer Kiste zusammen zu stellen, damit sie jederzeit zur Verfügung stehen.
Aus diesem Grund entstand die Idee der „Ravensburger Feinmotorikkiste“ (FeinMoKi). Um mit dem Material kindgerecht, das heißt spielerisch und dennoch zielgerichtet arbeiten zu können, wurden den Materialien Spiel- und Übungsideen zugeordnet.
Diese Kisten oder Teile daraus könnten auch von Eltern selber zusammengestellt oder von Therapeuten zur Vertiefung der Therapiestundeninhalte mit Spielvorschlägen mit nach Hause gegeben werden.

Das Buch bietet eine Vielzahl von zielgerichteten Spiel- und Übungsideen.

Die Übungen mit den Materialien in der „Ravensburger Feinmotorikkiste“ (FeinMoKi) beziehen sich auf die Förderung der Handgeschicklichkeit und im Besonderen auf die Geschicklichkeit der Finger. Die damit geförderten feinmotorischen Fähigkeiten bilden die Basiskompetenzen zum Umgang mit Stiften und stiftähnlichen Werkzeugen, z. B. Pinseln. Somit werden damit die Vorläuferfähigkeiten für das Schreiben gefördert. Fein- und grafomotorische Übungsformen lassen sich gut miteinander kombinieren. Ideal ist hierzu die Übungsform „Parcours“. Das bedeutet, dass an mehreren Stationen verschiedene Tätigkeiten ausgeführt werden. Die Einzeltätigkeiten können z. B. zu einer zusammenhängenden Spielgeschichte kombiniert werden. Weiterhin ist es mit der Übungsform „Parcours“ möglich, fein- und grafomotorische sowie großmotorische- und/oder Wahrnehmungsübungen zu kombinieren.

Der einfacheren Lesbarkeit wegen wurde überwiegend auf die weibliche/männliche Schreibweise verzichtet. Die Texte sind teilweise in Kurzform gehalten, um eine leichtere Übersicht zu ermöglichen.

Zur Klärung der Übungsinhalte werden einige wichtige Begriffe definiert:

1.1 Begriffsdefinition

Feinmotorik

Der Begriff Motorik ist vom lateinischen „movere“ abgeleitet und bedeutet „bewegen“ / „antreiben“.

Feinmotorik ist die gezielte koordinierte Bewegung, die sich in kleinräumigen, besonders differenzierten Bewegungen, vor allem der Finger zeigt. Der Begriff wird auch im Hinblick auf die Gesichtsmuskulatur benutzt. Feinmotorik entwickelt sich parallel zur Gesamtmotorik des Kindes und bezeichnet Bewegungsabläufe in einem fortgeschrittenen Lernstadium jeder Bewegung. Zu den kompliziertesten Bewegungen, zu denen der Mensch fähig ist, gehören die der Hände.
Das Buch bezieht sich auf die Förderung der Handgeschicklichkeit, speziell der Fingergeschicklichkeit.

Feinmotorik in Bezug zur Handgeschicklichkeit

Die Feinmotorik in Bezug zur Handgeschicklichkeit setzt sich aus folgenden Aspekten zusammen:

- Koordinationsfähigkeit / Dissoziationsfähigkeit
- Präzision der Bewegung
- Präzision des Spürens (Tiefensensibilität und Tastsinn)
- Beweglichkeit
- Räumliche Bewegungsgenauigkeit
- Zielgenauigkeit
- Höhere Geschwindigkeit
- Exakte Kraftdosierung
- Lockerheit
- Freisein von Störimpulsen

Weitere Aspekte, die die Feinmotorik / die Handgeschicklichkeit beeinflussen/beeinträchtigen:

- Gesamtkörperkoordination
- Tonusregulierung/Kraftdosierung
- Bewegungsplanung
- Händigkeitsausprägung (Spezialisierung und Automatisierung von Arbeits- und Haltehand)
- Visuelle Wahrnehmung
- Sehen (Sehschwächen)

Grafomotorik

- Grafomotorik bedeutet die Produktion von grafischen Zeichen mittels der Hand und einem Schreibgerät auf einem Untergrund.
- Ein Graph ist die kleinste, nicht bedeutungskennzeichnende Einheit in schriftlichen Äußerungen, z. B. ein Punkt.
- Ein Graphem ist die kleinste bedeutungsunterscheidende geschriebene Einheit, also ein grafisches Symbol, das ein oder mehrere Phoneme wiedergibt, z. B. ein Buchstabe/Buchstabengruppen.
- Ein Phonem ist die kleinste, bedeutungsunterscheidende, aber nicht selbst bedeutungstragende sprachliche Einheit, z. B. **B** in **B**ein im Unterschied zu **P** in **P**ein.
- Ein Symbol ist ein Zeichen zum Erkennen einer Nachricht, z. B. ein Verkehrsschild.

Schreibmotorik

Schreibmotorik ist ein komplexer Prozess als Grundlage einer flüssigen Handschrift. Die Buchstaben werden aus einer zuvor gelernten automatisierten Bewegung heraus geschrieben. Die im Gehirn abgespeicherten ganzheitlichen Bewegungsmuster werden dabei abgerufen. Darüber ist automatisiertes, zunehmend schnelles Schreiben möglich.

1.2 Motorische Voraussetzungen zum Malen und Schreiben

Damit Kinder mit dem Stift arbeiten können, brauchen sie vielfältige Bewegungen und viele feinmotorische Vorläufererfahrungen, um sich nicht zu verkrampfen. Nur wenn sie in der Lage sind, diese Erfahrungen zu erlernen, zu speichern und bei der jeweiligen Tätigkeit entsprechend anzuwenden, können sie auch den Stift halten und entsprechend führen, um exakt und korrekt zu malen und zu schreiben.
Vor allem die Fingerbeweglichkeit muss gut koordiniert sein, damit Kinder ohne Probleme malen und schreiben können.

2. Erhebung der feinmotorischen Kompetenzen

Damit Kinder mit feinmotorischen Problemen zielgerichtet gefördert werden können, ist eine genaue Beobachtung der feinmotorischen Kompetenzen erforderlich.
Dies ist möglich mit dem **RAVEK** (**Rav**ensburger **E**rhebungsbogen fein- und grafomotorischer **K**ompetenzen), der über einen Link im **RAVEK**-Handbuch (B1619) heruntergeladen werden kann. Eine ausführliche Anleitung zur Durchführung und Interpretation der Beobachtungen enthält des **RAVEK**-Handbuch ebenfalls.
Mit dem **RAVEK** können folgende Kompetenzen systematisch beobachtet und beurteilt werden:

- Feinmotorik
- Malen
- Grafomotorik

Folgende für die Behandlungsplanung erforderlichen Beobachtungen können bei der Durchführung mit dem **RAVEK** gemacht und bei der Auswertung beurteilt werden:

- Die Voraussetzungen für die jeweilige Funktion
- In welchem Alter die Funktion normalerweise vollständig vorhanden ist
- Auffälligkeiten bei der Beobachtung
- Einschränkung bei der Betätigung
- Auffälligkeiten in der Grafomotorik/Schreibmotorik

Nach einer gründlichen Befunderhebung, die auch die Gesamtsituation des Kindes erfasst, ist es möglich, ein breit gefächertes, zielgerichtetes Förderkonzept zu erstellen.

2.1 Hand- und Fingerfunktionen – Beobachtung mit „Zaubergeschichten"

Der Schwerpunkt dieses Buchs ist die Förderung der Handgeschicklichkeit, speziell der Fingergeschicklichkeit und so werden im Folgenden an den **RAVEK** angelehnte Beobachtungsmöglichkeiten für die einzelnen ■ **Handfunktionen** vorgestellt. Sie sollen zuerst mit der dominanten Hand und anschließend zum Vergleich mit der anderen Hand durchgeführt werden. Das Kind sollte dabei aufrecht an einem höhenangepassten Stuhl und Tisch sitzen. Es werden Vorschläge anhand von kleinen ▲ **„Zaubergeschichten"** gemacht, die eine spielerische Beobachtungssituation ermöglichen.
Zudem werden die Auswirkungen der Auffälligkeiten in den feinmotorischen Basisfunktionen in Bezug auf die ● **Grafomotorik** dargestellt.
Erklärung: Einzelne Finger sind im Text tlw. nummeriert (Daumen = Finger 1, Zeigefinger = Finger 2, Mittelfinger = Finger 3, Ringfinger = Finger 4, kleiner Finger = Finger 5). Während der Beobachtung der Hand- und Fingerfunktionen sollen die Kinder nicht korrigiert und die Ausführung notiert werden.

■ **Handgelenkbeweglichkeit: Extension / Flexion / Ulnar- und Radialduktion**
Ausgangsstellung: Oberarme hängen locker herunter, Ellenbogen rechtwinkelig beugen und Hände so weit wie möglich auf und ab sowie seitlich in Ulnar- und Radialduktion und schließlich rund herum im Handgelenk bewegen.
▲ **Geschichte:** Gymnastik für die Hände, bevor wir Zauberkunststücke machen.
● **Auffälligkeiten Grafomotorik/Schreibmotorik: Hypotone Kinder** verkrampfen sich kompensatorisch. Dadurch heben sie teilweise ihr Handgelenk von der Unterlage ab. Beim Malen und Schreiben führen sie ihre Bewegung vorwiegend aus dem Handgelenk und mit Schulter- und Ellenbogengelenken aus. Schnelle, wechselnde und kleinräumige Bewegungen sind dadurch kaum möglich. Sie können nicht exakt und zielgenau malen und flüssiges, ausdauerndes Schreiben gelingt ihnen nicht.
Hypertone Kinder haben häufig eine verstärkte Beugehaltung im Handgelenk und die Diadochokinese ist eingeschränkt. Sie haften beim Malen auf der Stelle und sind nicht in der Lage, wechselnde, dynamische Bewegungen auszuführen. Schnelles, exaktes Malen und Schreiben ist für hypertone Kinder ein großes Problem.
Hypotone und hypertone Kinder führen ihre Bewegungen durch die Beugehaltung im Handgelenk zu stark mit Schulter und Ellbogen aus. Dadurch sind diese nicht fließend und können nicht fein dosiert werden. So ist Malen und Schreiben für Kinder, die ihr Handgelenk nicht adäquat bewegen, sehr anstrengend und das Ergebnis unzureichend.

■ **Fingergelenkbeweglichkeit**
Ausgangsstellung: Die Arme hängen locker herunter, die Ellenbogen sind rechtwinkelig gebeugt. Die Finger mehrfach strecken, gleichzeitig spreizen und dann zur Faust ballen (den Daumen bei jedem Faustschluss abwechselnd mit den Fingern umfassen und gestreckt lassen).
▲ **Geschichte:** Damit wir gleich die Zauberkunststücke machen können, brauchen wir trainierte Hände und Finger.
● **Auffälligkeiten Grafomotorik / Schreibmotorik:** Kinder mit Koordinationsstörungen, Tonusproblemen und taktil-kinästhetischen Verarbeitungsschwächen sind häufig in ihrer fein- und grafomotorischen Geschicklichkeit eingeschränkt.
Hypotone Kinder verkrampfen sich kompensatorisch. Dadurch überstrecken manche von ihnen ihre Fingerendgelenke stark. Beim Halten eines Stifts sind die Finger tlw. so stark durchgedrückt, dass die Fingerkuppen weiß werden. Andere hypotone Kinder beugen die Finger so stark, dass eine freie Fingergelenksbeweglichkeit nicht mehr möglich ist. Der Übergang zwischen Pinzettengriff und Zangengriff gelingt diesen Kindern nicht. Ihre Stifthaltung ist oft auffällig und dadurch das Malen und Schreiben sehr erschwert.
Hypertone Kinder können durch eine verstärkte Beugehaltung der Finger, des Handgelenks und ihre mangelnde Diadochokinese kaum flüssige Mal- und Schreibbewegungen durchführen. Der Wechsel zwischen Beugung und Streckung gelingt nicht in ausreichendem Maße. Isolierte Fingerbewegungen, die für die Fein-, Grafo- und Schreibmotorik besonders wichtig sind, gelingen kaum. Beim Malen haften die Kinder auf der Stelle. Wechselnde, dynamische

Bewegungen beim Malen fortlaufender Muster und beim Schreiben sind ihnen nur schwer möglich. Viele dieser Kinder haben auffällige Stifthaltungen. So ist schnelles, exaktes Malen und Schreiben für hypertone Kinder ein großes Problem.

■ **Opposition Daumen – Finger**

Ausgangsstellung: Geöffnete Hand, Finger leicht abgespreizt. Der Daumen wir jeweils zu einem Finger geführt (zur Fingerbeere, nicht seitlich) und die Hand anschließend immer wieder geöffnet. Zuerst mit, dann ohne visuelle Kontrolle durchführen.

▲ **Geschichte:** Die „Oberhexe“ (Daumen) verzaubert die „Hexenkinder“ (einzelne Finger). Folgender Spruch kann dazu gesprochen werden: „Hexenreim und Krötenschleim, du sollst jetzt verzaubert sein“.

● **Auffälligkeiten Grafomotorik / Schreibmotorik:** Dreipunktgriff nicht möglich / Daumen wird ansatzweise opponiert, bleibt aber zu stark gestreckt, während sich die Langfinger beugen – dadurch bei einigen Kindern Stifthaltung mit überschlagenem Daumen.

■ **Pinzettengriff**
Ergreifen von kleinen Stäben eines Steckbretts im Pinzettengriff und Einstecken an einer anderen Stelle (Durchmesser = 0,5 cm, Rundstäbe sollen ca. 2 cm aus dem Steckbrett heraus stehen).
▲ **Geschichte:** Zwerge laufen durch den Zauberwald.
● **Auffälligkeiten Grafomotorik/Schreibmotorik:** Dreipunktgriff nicht möglich – auffällige Stifthaltung / Übergang von Pinzetten – zu Zangengriff nicht möglich / keine kleinräumigen Mal- und Schreibbewegungen aus den Fingern heraus / tlw. stark gebeugte Fingerspitzen / keine fließenden Mal- und Schreibbewegungen.

■ **Zangengriff**
Sammeln von Bügelperlen: kleine Bügelperlen von einer rutschfesten Unterlage einzeln erfassen und in ein 50-ml-Medizinfläschchen fallen lassen.
▲ **Geschichte:** Kostbare Zauberperlen werden zur Bereitung eines Zaubertranks in die Zauberflasche gefüllt.
● **Auffälligkeiten Grafomotorik/Schreibmotorik:** Auffällige Stifthaltung / Übergang Pinzettengriff- Zangengriff nicht möglich / keine ausreichende Fingerbeweglichkeit, dadurch erfolgt Malen und Schreiben aus dem Handgelenk oder dem ganzen Arm / schnelle Überlastung beim Malen und Schreiben.

■ **Übergang Pinzetten- / Zangengriff** (hintere Finger gebeugt, vordere aktiv in Bewegung)
Mit aufgestütztem Unterarm und Handgelenk an einem 6-eckigen Farbstift möglichst im Dreipunktgriff hoch und hinunter „laufen".
▲ **Geschichte:** Nachsehen und fühlen, ob der Zauberstab in Ordnung ist.
● **Auffälligkeiten Grafomotorik / Schreibmotorik:** Auffällige Stifthaltung / Finger zu stark gebeugt oder zu stark gestreckt / schnelle, wechselnde kleine Bewegungen aus den Fingern, wie bei Buchstabenverbindungen erforderlich kaum möglich – Bewegung wird aus dem Handgelenk oder dem ganzen Arm geführt.

■ **Isolierte Fingerbewegungen**
Glasnuggets werden bei aufgelegter Hand mit dem Daumen und den einzelnen Fingern weggeschnipst (die Finger 2–4 berühren dabei nicht den Daumen).
▲ **Geschichte:** Eindringlinge werden aus dem Zauberwald vertrieben.
● **Auffälligkeiten Grafomotorik / Schreibmotorik:** Auffällige Stifthaltung / vordere und hintere Finger können nicht unabhängig voneinander bewegt werden / tlw. ein oder mehrere Stützfinger auf dem Stift / starke Verkrampfung beim Malen und Schreiben durch unökonomische Bewegungen.

■ **Diadochokinese** (Pronation – Supination)
Bei aufgelegtem Unterarm Handflächen und Handrücken abwechselnd erst langsam und zunehmend schneller auf den Tisch auflegen. Zuerst mit visueller Kontrolle, dann ohne durchführen.
▲ **Geschichte:** Die Hände wärmen sich auf, damit sie viele Zauberperlen aufsammeln können.
● **Auffälligkeiten Grafomotorik/Schreibmotorik:** Kind kann keine fließenden Bewegungen bei Schwungübungen ausführen / Hand und Finger bleiben steif- Bewegung wird aus Ellenbogen und Schulter heraus geführt / schnelle, wechselnde Bewegungen beim Ausmalen in alle Richtungen gelingen nicht / Kind dreht Malblatt oder dreht sich auf dem Stuhl, um nicht die Malrichtung wechseln zu müssen / fortlaufende Muster und verbundene Schrift bereiten dem Kind große Schwierigkeiten.

■ **Sammeln in die gleiche Hand** (hintere Finger gebeugt, vordere aktiv in Bewegung)
kleine Bügelperlen ohne Hilfe der anderen Hand von einer rutschfesten Unterlage in die dominante Hand einsammeln.
▲ **Geschichte:** Versuche, möglichst viele Zauberperlen aufzusammeln.
● **Auffälligkeiten Grafomotorik/Schreibmotorik:** Auffällige Stifthaltung / alle Finger zu stark gestreckt oder gebeugt / Finger 4 und 5 können nicht stabil gehalten werden, während Fin-

ger 1–3 mobil sind / manche Kinder können den Dreipunktgriff einnehmen, strecken aber Ring- und Kleinfinger aus – dadurch ist die Hand beim Malen und Schreiben nicht auf der Handkante aufgestützt / durch unökonomische Stifthaltung schnelle Ermüdung beim Malen und Schreiben / Probleme der Wiedergabe von Formen, Mustern, Buchstaben und Zahlen durch Erfahrungsmangel.

■ **Drehbewegungen zwischen Finger 1–3**
Mit aufgestütztem Ellenbogen eine Tonkugel (ca. 2,2 cm Durchmesser) zwischen Daumen, Zeige- und Mittelfinger halten und gegen den bzw. mit dem Uhrzeigersinn drehen. Damit die Bewegung sichtbar ist, einen Punkt auf die Kugel malen. Eine selbst hergestellte Tonkugel ist besonders günstig, weil sie nicht vollkommen rund und glatt ist.
▲ **Geschichte:** Damit wir mutig genug sind, um in den Zauberwald zu gehen, müssen wir an der „Mutkugel" drehen.
● **Auffälligkeiten Grafomotorik / Schreibmotorik:** Dreipunktgriff kann evtl. eingenommen werden, bleibt aber starr und unbeweglich / Bewegungen mit dem Stift werden vom Handgelenk gesteuert und weniger aus den Fingern / wechselnde, fließende Mal- und Schreibbewegungen in sämtliche Richtungen gelingen kaum / fortlaufende Muster und flüssiges, schnelles Schreiben sind nicht möglich. Die Beweglichkeit und Koordination der Finger 1–3 ist eine wichtige Voraussetzung zum Dreipunktgriff. Dieser ist die ökonomischste Greifart, um

zu malen und zu schreiben, da im Dreipunktgriff ein hohes Maß an Fingerbeweglichkeit bei gutem Halt des Stifts möglich ist.

■ **Gegenläufige Handbewegung mit einer Hand**
Mit aufgestütztem Ellenbogen ein 50 ml-Medizinfläschchen mit dünnem, geriffeltem Schraubverschluss mit der dominanten Hand öffnen und wieder schließen. Die andere Hand hält das Fläschchen fest.
▲ **Geschichte:** Fläschchen mit Zaubertrank öffnen.
● **Auffälligkeiten Grafomotorik / Schreibmotorik:** Durch mangelnde Bewegung aus Fingern, Handgelenk und Unterarm kann das Kind beim Ausmalen keine flüssigen Bewegungen in alle Richtungen durchführen / fortlaufende Muster in alle Richtungen und flüssiges, schnelles Schreiben sind kaum möglich.

■ **Gegenläufige Handbewegung mit beiden Händen**
Aus einem Streifen Tonpapier mehrere kleine Schnipsel reißen (Breite 1,5 cm).
▲ **Geschichte:** Zauberpulver herstellen.
● **Auffälligkeiten Grafomotorik / Schreibmotorik:** Durch mangelnde Ausprägung von Arbeits-

und Haltehand hält das Kind das Arbeitsblatt nicht fest / fortlaufende Muster und Buchstabenverbindungen sind nicht dynamisch und exakt möglich / das Kind führt die Bewegung mehr mit dem Handgelenk oder dem ganzem Arm aus. Feines, exaktes Malen und Schreiben in Zeilen oder Kästchen gelingt kaum.

■ **Auflegen der Handkante** (z. B. bei Schiebespielen / Malen / Schreiben)
Mit einem Stab Glasnuggets in verschiedene Richtungen schieben, dabei die Handkante auf der Unterlage aufliegen lassen. (Stab im Dreipunktgriff gehalten, Finger 4 und 5 gebeugt)
▲ **Geschichte:** Giftige Pilze werden aus dem Zauberwald transportiert.
● **Auffälligkeiten Grafomotorik / Schreibmotorik:** Durch das Abheben der Handkante kommt es zur Beugung des Handgelenks. Die Hand wird beim Malen und Schreiben auf den hinteren Fingern aufgestützt, die Finger 1–3 sind in ihrer Bewegung eingeschränkt, weil in dieser Handhaltung die Stabilität zu gering ist. Häufig verkrampfen sich die Schulter und der ganze Arm. Dem Kind fehlt dadurch die Voraussetzung zur exakten Bewegungsführung; es hat keine Ausdauer beim Malen und Schreiben.

■ **Hintere Finger stabil gebeugt, vordere aktiv**
Mit einem Stab, im Dreipunktgriff erfasst, werden Spielfiguren weggeschoben – Finger 4 und 5 bleiben gebeugt.
▲ **Geschichte:** Die drei älteren Zauberer (Finger 1–3) verscheuchen die neugierigen Eindringlinge, die beiden kleinen Zauberkinder (Finger 4 und 5) haben Angst und bleiben zu Hause.
● **Auffälligkeiten Grafomotorik/Schreibmotorik:** Bei einigen Kindern sind alle Finger beim Malen und Schreiben permanent gestreckt. Malen und Schreiben ist in dieser Stifthaltung nur möglich, wenn der Stift sehr weit hinten gehalten wird.
Andere Kinder halten den Stift, indem sie alle Finger permanent beugen.
Bei beiden Greifarten fehlt der Bewegungsübergang der Finger 1–3 von Zangen- zum Pinzettengriff. Die Bewegungsführung erfolgt aus dem Handgelenk und/oder dem ganzen Arm. Dadurch ist exaktes und ausdauerndes Malen und Schreiben nicht möglich.

■ **Inhandmanipulation**
Mehrere verschiedenfarbige Glasnuggets in die Hand einsammeln (Anzahl an die Handgröße und Koordinationsfähigkeit anpassen), ein bestimmtes Glasnugget ohne Hilfe der anderen Hand durch Inhandmanipulation zu Daumen und Zeigefinger transportieren und ablegen.
▲ **Geschichte:** Lege den besten Zauberstein aus der Hand, ohne die anderen zu verlieren.

● **Auffälligkeiten Grafomotorik/Schreibmotorik:** Es sind keine fließenden Bewegungsübergänge beim Ergreifen, Handhaben und Führen des Stifts möglich. Die Greifart des Kindes erscheint starr und wenig variationsreich. Das Kind verkrampft sich zunehmend und hat wenig Ausdauer beim Malen und Schreiben.

■ **Hand- und Fingerkraft**

Den Tennisball („Fressball Rundi") mit einer Hand festhalten und über das Zusammendrücken von Daumen und Fingern das „Maul" aufhalten (dazu wurde der Tennisball ca. 4 cm eingeschnitten). Den Tennisball mit der anderen Hand mit Glasnuggets füttern.

▲ **Geschichte:** Das Haustier des Zauberers braucht etwas zu Fressen.

● **Auffälligkeiten Grafomotorik/Schreibmotorik:** Durch die mangelnde Handkraft ist es dem Kind nicht möglich, ausdauernd zu malen und zu schreiben. Es verkrampft sich kompensatorisch und drückt zu stark auf Stift und/oder Unterlage. Es rutscht am Stift in Richtung Stiftspitze ab und führt damit den Stift zu weit vorne, sodass die Fingerkuppen die Sicht auf das Gemalte/Geschriebene verhindern. Es vermeidet grafomotorisches Tun, ermüdet rasch, hat keine Ausdauer beim Malen und Schreiben und ist durch mangelnde Übung unsicher in der Formwiedergabe.

2.2 Zaubertrick zur feinmotorischen Beobachtung

Eine weitere Idee, um die feinmotorischen Funktionen der Seiten 16–27 über eine andere Zaubergeschichte abzufragen:
„Ein Zauberer muss für seine Kunststücke geschickte, bewegliche Hände und Finger haben. Bevor ich dir den Zaubertrick zeigen kann, machen wir ein paar Übungen, damit deine Hände so geschickt werden, um anschließend einen Zaubertrick zu lernen“.

Zauberspruch:
Hokus, pokus, fidibus,
Mäusespeck und Hexendreck.
Ich bin doch kein Dummi,
jetzt seht, es hüpft der Gummi!

2.3 Zaubertrick (einfacher)

Material: Zwei verschiedenfarbige größere Gummiringe

- Gummiring 1 über Zeige- und Mittelfinger der gestreckten dominanten Hand legen. Der Handrücken schaut zu den Zuschauern, die Handfläche zum „Zauberer“.
- Mit der anderen Hand das Gummiband in Richtung Handgelenk dehnen.
- Finger 2–4 müssen gebeugt in den Gummiring greifen.
- Gleichzeitig mit dem Zauberspruch die Finger strecken und den Gummi loslassen.
  Der Gummi springt nun von Zeige- und Mittelfinger zu Ring- und Kleinfinger hinüber.

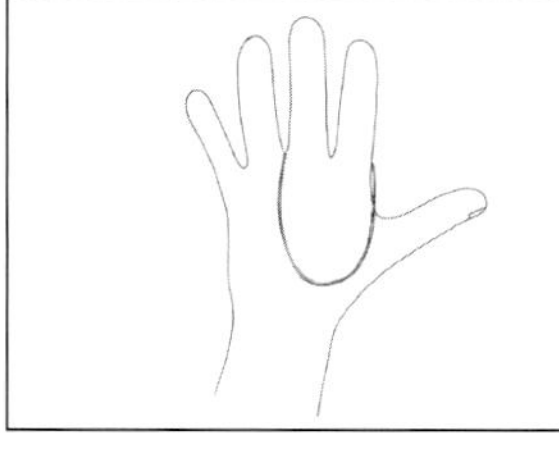

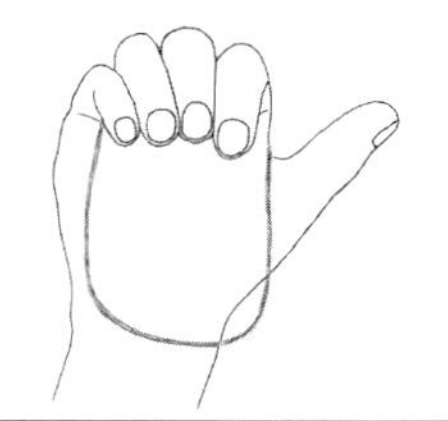

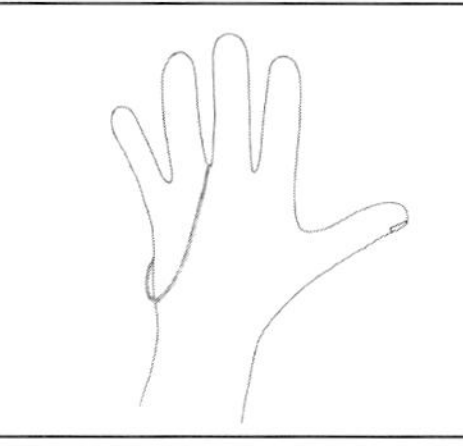

Steigerung:

- Gummiring 1 über Zeige- und Mittelfinger der gestreckten dominanten Hand legen.
- Mit Gummiring 2 über die Finger 2–4 eine „Verkettung“ machen. Das bedeutet, zwischen den Fingern den Gummi 1 × verkreuzen und über den nächsten Finger weiterführen.
- Weiterführen wie vorher. Selbst mit dieser „Fesselung“ gelingt der Sprung des Gummis.

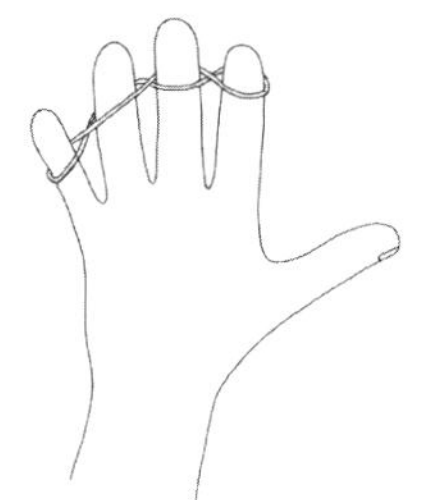

2.4 Zaubertrick (schwieriger)

Material: Drei verschiedenfarbige größere Gummiringe

- Gummiring 1 über Zeige- und Mittelfinger der gestreckten dominanten Hand legen. Gummiring 2 über den Ring- und Kleinfinger der gestreckten dominanten Hand legen. Der Handrücken schaut zu den Zuschauern, die Handfläche zum „Zauberer".
- Mit der anderen Hand beide Gummibänder in Richtung Handgelenk dehnen. Dabei bildet sich vor dem Handteller ein erkennbares Dreieck aus beiden Gummis. Das Dreieck muss so geweitet werden dass die Finger 2–4 hinein passen.
- Mit den gebeugten Fingern 2–4 in das Dreieck greifen.
- Gleichzeitig mit dem Zauberspruch die Finger strecken und die Gummis loslassen.
- Die Gummis tauschen sich aus, das heißt, der Gummi von Zeige- und Mittelfinger springt zu Ring- und Kleinfinger hinüber und umgekehrt.

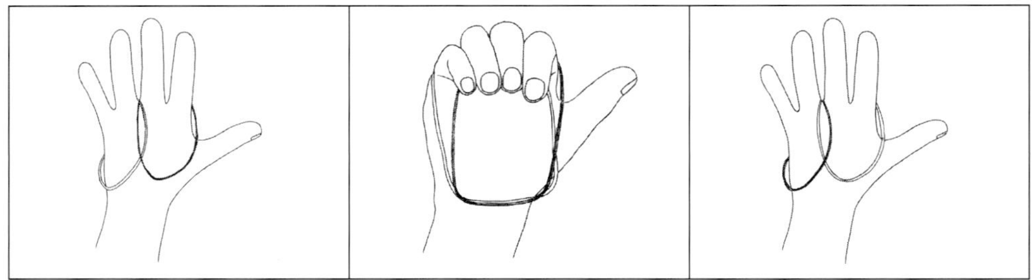

Steigerung:

- Gummiring 1 über Zeige- und Mittelfinger der gestreckten dominanten Hand legen. Gummiring 2 über Ring- und Kleinfinger der gestreckten dominanten Hand legen.
- Mit Gummiring 3 über die Finger 2–4 eine „Verkettung machen“. Das bedeutet, zwischen den Fingern den Gummi je 1 × verkreuzen und über den nächsten Finger weiterführen. (Siehe Abbildung S. 29)
- Weiterführen wie vorher. Selbst mit dieser „Fesselung“ gelingt der Austausch der Gummis.

3. Materialzusammenstellung

Das ausgewählte Material sollte in einer doppelstöckigen Kunststoffkiste oder einem Aluminiumkoffer mit variablen Fachunterteilungen einsortiert werden. Es kann in der Anzahl variiert und mit weiterem Belebungsmaterial ergänzt werden, z. B. mit Hüpffröschen aus Kunststoff, Steck-Blümchenketten oder einem Jo-Jo.
Um die Zusammenstellung der „Ravensburger Feinmotorikkiste“ (FeinMoKi) zu erleichtern, folgen Mengenangaben der einzelnen Materialien und weitere hilfreiche Hinweise.
Die Rund-/Dübelstäbe sollten in Länge und Dicke an die Größe und die Geschicklichkeit der Hand angepasst werden (Stärke von 0,7–1,3 cm, Länge von 12–18 cm). U. U. ist es zunächst hilfreich, eine für das Kind passende Stiftadaption aufzusetzen. Um exakt kleine Gegenstände, z. B. Bügelperlen, schieben zu können, ist es günstig, den Holzstab vorne anzuspitzen/anzuschleifen. So wird das präzise Führen von Stiften angebahnt. Rundstäbe und geriffelte Dübelhölzer sind im Baumarkt / einer Schreinerei in unterschiedlichen Stärken erhältlich. Für Kinder, deren Dreipunktgriff sicher ist, können alternativ auch Essstäbchen verwendet werden.

3.1 Mengenangaben und Hinweise zu den Materialien

5 Bierdeckel (rund, unbedruckt)
4 Bleischnüre (Länge ca. 80–100 cm, aus Gardinengeschäft)
– Bügelperlen (in einer 50 ml-Cremedose)
– Büroklammern (mehrfarbig, in einer 50 ml-Cremedose)
4 Chiffontücher (verschiedene Farben)

2 Paar Essstäbchen (u. U. Stiftadaption zum ergonomischen Halten aufstecken)
10 Flaschen-Schraubdeckel (Außenrand grob geriffelt)
10 Glasnuggets (verschiedene Farben)
1 Packung Gummiringe (verschiedene Farben und Größen)
1 Großer Gummiring von einem Dampfdrucktopf (mit einem Strich als Markierung versehen)
10 Holzzylinder (verschiedene Farben, entsprechend dem Farbwürfel)
10 Knöpfe (flach, groß, mit leichtem Rand)
6 Korken (von Weinflaschen)
6 Materialsäckchen (ca. 5 × 10 cm, mit Sand, Linsen, Hirse o. ä. gefüllt)
20 Murmeln (möglichst mit rauer Oberfläche, z. B. gesprenkelt)
– Pfeifenputzer (1 Packung)
2 Pinzetten (verschiedene Größen / vorne gerade) / Zuckerzange (flach)
3 Reepschnüre (dünn, Länge ca. à 100 cm) / kleines Wollknäuel
5 Rund-/Dübelstäbe (Stärke von 0,7–1,3 cm, Länge von 12–18 cm, u. U. Stiftadaption zum ergonomischen Halten aufstecken)
10 Spielfiguren (nicht zu klein)
1 Streichholzschachtel mit Streichhölzern
1 Tennisball (älter Ball ist weicher, aufgeschnitten, mit Gesicht bemalt = „Fressball Rundi"-seitlich aufgemalte Ohren markieren die Stelle, an der der Tennisball gehalten und zusammen gedrückt wird)
10 Wäscheklammern (5 große / 5 kleinere Spielklammern)
– Zahnstocher (1 Dose)

3.2 Abbildungen der Materialien

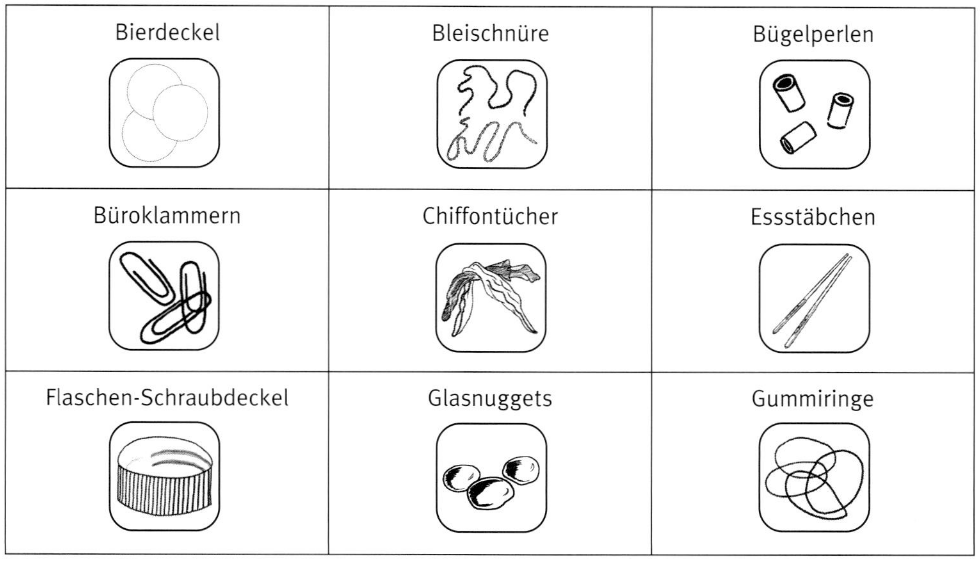

Großer Gummiring 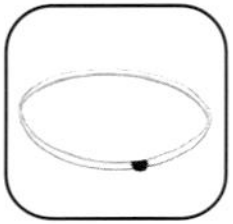	Holzzylinder 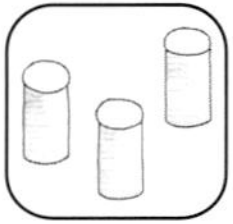	Knöpfe 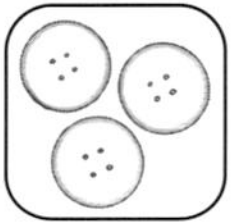
Korken 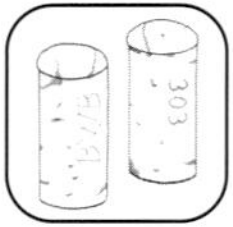	Materialsäckchen 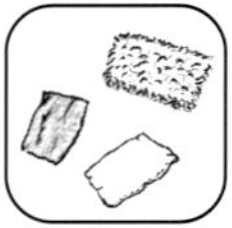	Murmeln 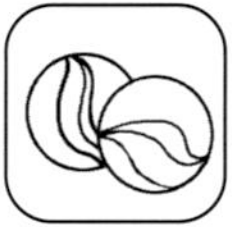
Pfeifenputzer 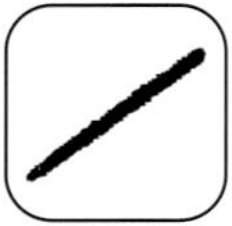	Pinzetten 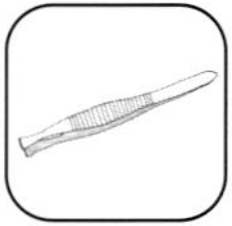	Reepschnüre 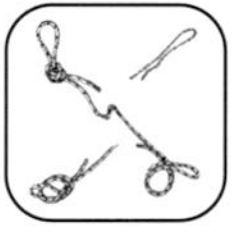

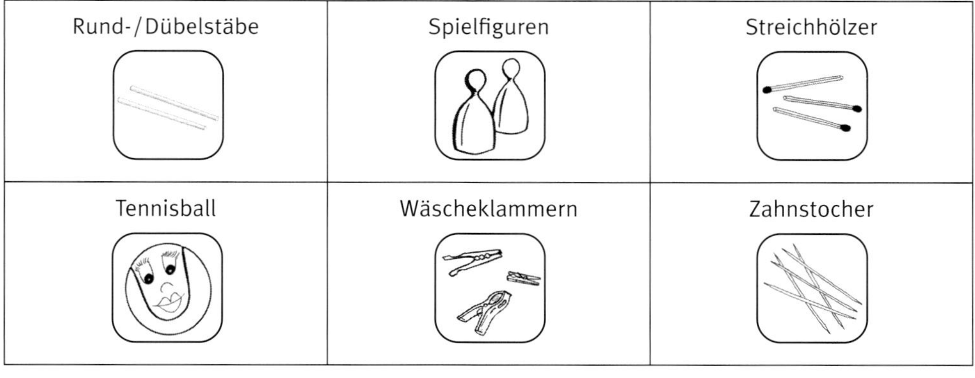

3.3 Weitere erforderliche Materialien (nicht abgebildet) Zusätzliches Verbrauchs- und „Belebungsmaterial“

1 Rutschfeste Unterlage (Größe ca. 15 × 30 cm)
1 Farbwürfel/Punktewürfel
– Verschiedene Zangen (z. B. Gurken- oder Grillzange)
4 Kreisel (alle klein, aber unterschiedlich)
2 Kleine Spielschaufeln (vorne flach, Griff sollte im Dreipunktgriff erfasst werden können)
2 Kleine Löffel (z. B. Espressolöffel)

- Struktur-Rubbelfolien (unterschiedlich)
- Mehrere kleine Holz- oder Kunststofftiere
- Bohnenkerne (in eine 50-ml Cremedose gefüllt)

50 Notizzettel (bunt, Größe ca. 10 × 10 cm)
1 Rolle Krepp-Klebeband
1 Packung „patafix“ (zum Fixieren von Bildern an der Wand)
1 Packung Klebepunkte (verschiedene Farben und Größen)

1 Essstäbchen-Korkenzange, selbst gemacht:
Einen Weinkorken zwischen zwei Essstäbchen befestigen. Dazu jeweils ein Gummiband vor und eines hinter den Korken fest über beide Essstäbchen wickeln. Der Korken befindet sich an der dickeren Seite im hinteren Drittel der Essstäbchen.

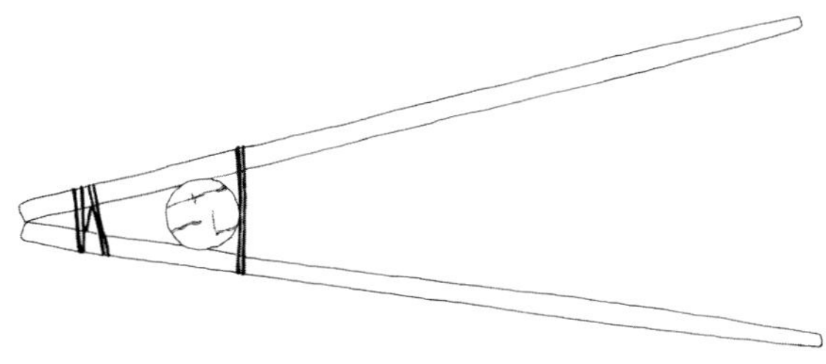

4. Spiele / Übungen zu den einzelnen Materialien

Zielgerichtete Übungen zur Förderung der Hand- und Fingergeschicklichkeit sollen den Kindern Spaß machen. Damit das gelingt, ist es sinnvoll, sie in kleine „Spielgeschichten“ zu „verpacken“. Ein großes Repertoire an Ideen hilft Therapeuten und Pädagogen, für jedes Kind motivierende Spiele und Übungen bereit zu halten.

In diesem Kapitel sind Spiel- und Übungsmöglichkeiten den einzelnen Materialien zugeordnet. Die Materialien sind in alphabetischer Reihenfolge aufgeführt.

Bierdeckel

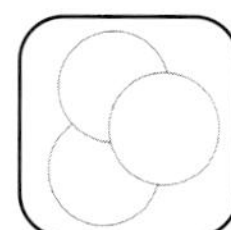

- Einhändig zwischen den Fingern drehen
- Auf dem Tisch aufstellen und einhändig drehen (wie kreiseln)
- Auf die Tischkante legen, ca. 1/3 überstehen lassen, von unten dagegen schlagen, sodass er nach oben springt. Danach greifen und versuchen, ihn zu fangen
- Wie ein Tablett auf die ausgestreckte, supinierte Hand legen und z. B. Materialsäckchen oder Holzzylinder darauf transportieren

- Als Fahrzeug, z. B. als Bus, Schiff oder Floß benutzen: Spielfiguren darauf stellen und mit Rund-/Dübelstab schieben
- Als „Sonne“ mit Klammern oder Büroklammern versehen
- Mit Wäscheklammer ergreifen und von einem Spieler zum nächsten oder in die andere Hand, die ebenfalls eine Klammer hält, übergeben. Spielidee: „Vorsicht, heiß“ oder „frisch lackiert“

Bleischnüre

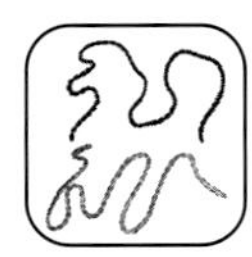

- Liegend zu Schnecken rollen (über Drehbewegung mit den Fingerkuppen oder bei aufliegender Handfläche über Ulnar- und Radialduktion möglich)
  Variation: Abstand der Spirale erweitern und Glasnuggets/Murmeln in das Innere der Schnecke schieben/rollen
- Mit aufliegender, leicht gewölbter Hand mit Finger 1 und 2 unter die Handfläche ziehen
- Riesenspaghetti: Bleischnur an einem Ende mit einer Klammer erfassen und von oben auf einen Bierdeckel sinken lassen
- Formen vor- und nachlegen, z. B. Kreis, Viereck, Dreieck, Schlange
- Als Begrenzung für ein Spielfeld legen

Bügelperlen

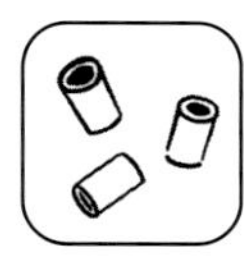

- Beidhändig auf ein Streichholz aufstecken und einhändig an anderer Stelle einzeln mit Daumen und Zeigefinger abstreifen
- Mit den Fingern oder Pinzette ergreifen und transportieren / auf Holzzylinder stellen
- Mit Fingern oder Stab aufgestellte Perlen schieben
- Wegschnipsen
- Mit Fingern oder Pinzette ergreifen und Formen, z. B. Buchstaben, legen (mit einer Farbe, im Wechsel mit 2 Farben, etc.)
- Auf Pfeifenputzer/Zahnstocher fädeln
- Aufeinander stellen
- Mehrere Bügelperlen einhändig in die Hand einsammeln und über die rutschfeste Unterlage streuen / einzeln ablegen oder aufstellen
- Weitere Spielmöglichkeiten: Bügelperlen als Zahlungsmittel/Tierfutter/Blümchen einsetzen

Büroklammern

- Mit Pinzette transportieren und z. B. Reihe oder Muster legen
- Mit den Fingern auf einen Bierdeckel stecken (Sonnenstrahlen/Zaun)
- Ineinander hängen und eine Kette oder ein Armband anfertigen
- Als „Turner“ zwischen Finger 1–3 drehen
- Mehrere Büroklammern in eine Hand sammeln und ohne Hilfe der anderen Hand einzeln in eine Reihe auf der rutschfesten Unterlage ablegen
- Auseinanderbiegen

Chiffontücher

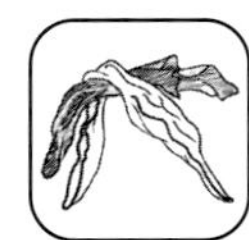

- Der Tuchfresser: Tuch auf den Tisch legen und ohne Hilfe der anderen Hand in eine Hand raffen (ebenso im Stehen möglich oder mit je einem Tuch in jeder Hand)
- Wunderblume: Chiffontuch mit einer Hand zusammenraffen, bis es ganz in der Hand ist, zweite Hand hinzunehmen und mit beiden Händen das Tuch umschlossen halten. Beide Hände gleichzeitig sehr langsam öffnen = die Wunderblume erblüht

- Materialsäckchen in Chiffontuch rollen und mit Reepschnur fest verschnüren (Geschenk)
- So viele lockere Knoten machen, bis nichts mehr vom Tuch übrig ist
- In den geöffneten Mund des Tennisballs „Fressball Rundi“ stopfen
- In den eigenen Ärmel stopfen

Essstäbchen

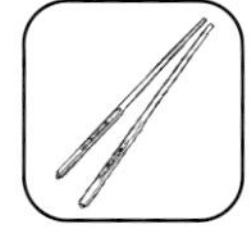

- Als Fernsteuerung nehmen: Gegenstände damit schieben
- „Die Fingerraupe“: Stab im Dreipunktgriff erfassen, mit aufliegender Handkante und ohne Hilfe der anderen Hand an das andere Ende des Stabs und wieder vor„laufen“
  Variation: Nicht direkt vor„laufen“, sondern vorher Stab am Ende jeweils drehen (Laufen nur in einer Richtung)
- Stab im Dreipunktgriff ergreifen, bis zur Mitte „laufen“ und wie einen „Hubschrauber“ zwischen Finger 1–3 mit und gegen den Uhrzeigersinn drehen
- An den Enden Klammern anbringen und als Tor aufstellen
- Schnur an die Mitte des Essstäbchens binden (mit Krepp- Klebeband zusätzlich fixieren), Materialsäckchen oder anderen Gegenstand an das andere Ende der Schnur binden und durch Aufwickeln heranholen (über den Tisch heranwickeln oder vom Boden zu sich hoch aufwickeln)
  Variation: Gegenstand auf Materialsäckchen transportieren

- Papierschnipsel zusammenknüllen und diese mit zwei Essstäbchen aufnehmen
- Reepschnur um Essstäbchen wickeln
- Kegelbahn aus 2 Essstäbchen legen, Spielfiguren am Ende aufstellen und diese mit geschnipster Murmel/Glasnugget umschießen
- Mit Glasnuggets „Eishockey“ spielen: Schläger = Essstäbchen / mit Reepschnur Spielflächen begrenzen / Tore durch Holzzylinder markieren
- Essstäbchen wie einen Billard-Queue benutzen und zusammengeknüllte Papierkügelchen/ Glasnuggets in ein Tor „schießen“
- Heiße Spaghetti / giftige Schlangen: Mit je einem Essstäbchen in jeder Hand Gummiringe von der rutschfesten Unterlage nehmen und auf einen Bierdeckel (Teller/Terrarium) legen Steigerung = beide Essstäbchen in eine Hand nehmen
- Liftanlage: Spielfiguren mit je einem Essstäbchen in jeder Hand ergreifen und transportieren und z. B. auf einen Holzzylinder stellen
- Mit je einem Essstäbchen in jeder Hand Weinkorken ergreifen und aufstellen
- Essstäbchen-Korkenzange bauen (siehe S. 38)

Flaschen-Schraubdeckel

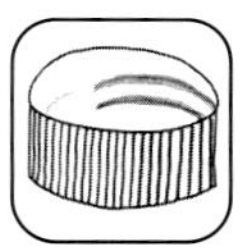

- Einen Flaschen-Schraubdeckel mit der Öffnung nach unten zwischen den Fingern 1–3 halten und diesen zum Anschieben und Fangen einer Murmel benutzen: Dazu über die Murmel stülpen. In einem Spielfeld aus Bleischnüren mit zwei Spielern hin und her spielen und die Murmel immer wieder fangen, wenn sie auf der gegenüberliegenden Spielseite angekommen ist.
- Über Murmel stülpen und als „Fahrzeug" z. B. durch Slalomstrecke „fahren"
- Karussellfahrt: Flaschen-Schraubdeckel in der supinierten Hand mit der Öffnung nach oben zwischen Finger 1–3 halten, Murmel hinein legen und Flaschen-Schraubdeckel zwischen den Fingern kreisen lassen (damit die Drehbewegung sichtbar wird, Deckel an einer Stelle mit einem Filzstift markieren)
- Murmel, Bügelperle oder Glasnugget in Flaschen-Schraubdeckel legen und mehrmals von einem Deckel zum nächsten schütten (weitergeben)
- Als „Transportfahrzeug" benutzen und mit Finger oder Stab (Essstäbchen) schieben, z. B. durch Korken-Slalom
- Floßspiel:
  - Jeder Spieler erhält je 10 Bügelperlen in 2 Farben
  - Diese von rutschfester Unterlage ohne Hilfe der anderen Hand einsammeln und einzeln in zwei Flaschen-Schraubdeckel nach Farben sortieren

- Gefüllte Flaschen-Schraubdeckel durch vorsichtiges Schnipsen oder Schieben zur anderen Seite des Tischs befördern. Fällt eine Bügelperle heraus oder der Deckel um, muss das Floß zum Start zurück

  Sieger ist, wer beide Flöße zuerst an der anderen Tischseite hat

- Ratespiel: Unter Flaschen-Schraubdeckeln je 5 Bügelperlen einer Farbe „verstecken" (Farben müssen mit den Farben des Farbwürfels übereinstimmen). Je einen entsprechenden Farbklebepunkt auf den Deckel kleben

  Spiel für 2 oder mehr Teilnehmer:
  - Würfeln mit dem Farbwürfel
  - Die Anzahl der Bügelperlen „raten", die sich unter dem Flaschen-Schraubdeckel der gewürfelten Farbe befindet
  - Flaschen-Schraubdeckel im Dreipunktgriff abheben und die Anzahl überprüfen
  - Wenn die Anzahl stimmt, darf eine Bügelperle entnommen und sichtbar abgelegt werden
  - Das Spiel endet, wenn eine Farbe oder alle Farben unter den Flaschen-Schraubdeckeln aufgebraucht sind. Gewinner ist, wer die meisten Bügelperlen hat

Glasnuggets

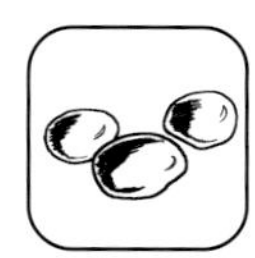

- 3 Glasnuggets vor sich hinlegen. Den mittleren jeweils durch die beiden anderen Nuggets schnipsen (diese bilden jeweils das Tor), bis ein bestimmtes Ziel, z. B. die gegenüber liegende Tischkante, erreicht ist
- Kegeln: Spielfiguren aufstellen und mit einem Glasnugget umschnipsen
- Durch mehrere aufgebaute Tore schnipsen / pro getroffenes Tor eine Bügelperle auf einen Pfeifenputzer schieben oder einen Gummiring über einen Stab wickeln
- Mit Essstäbchen durch Korken- oder Holzzylinderslalom schieben
- Aufgestellte Holzzylinder „abschießen“
  Variationen: Farbige Klebepunkte auf Fingernägel kleben, jeder Finger schießt ein gleichfarbiges Glasnugget / 5 Glasnuggets vor die Finger legen, jeder Finger „kickt“ ein Nugget weg
- Die Hand flach auf den Tisch legen, 1 Glasnugget vom Daumen zum Zeigefinger schieben. Dieser beugt sich und übernimmt das Glasnugget und schiebt es dann weiter zum nächsten Finger, usw., bis der Glasnugget beim kleinen Finger ankommt und wieder zurück
- Aus Krepp- Klebeband eine Strecke vertikal vor das Kind aufkleben, mit einem Stift Markierungen anbringen, Glasnuggets mit einzelnen Fingern zu einer bestimmten Markierung schnipsen (ähnlich dem „Spielplan Schnipsen“ S. 100, oder diesen benutzen)

Gummiringe 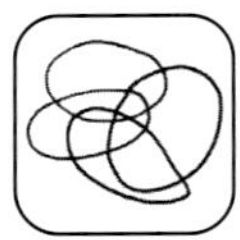

- Gummiringe um Stab oder Pfeifenputzer wickeln
- kleinen Gummiring über Fingerspitzen 1–3 ziehen und ihn an Finger 1–3 einer anderen Person weitergeben
- Gummiring eng über Zeigefinger und Daumen wickeln, gegen den Widerstand des gespannten Gummis jeweils eine Murmeln ergreifen und an anderer Stelle ablegen
- Gummiringe ineinander schlaufen und eine Kette/Leine/Schnur anfertigen
- Mit größeren Gummis „Krampen schießen“ (mit dem gespannten Gummi gefaltete Papierstreifen wegschießen)
- Zaubertricks mit Gummibändern (siehe Abbildung S. 28–31)
- Kleine Gummiringe locker um einzelne Finger wickeln, bis zum Grundgelenk streifen und mit dem Daumen ohne Hilfe der anderen Hand wieder zur Fingerspitze zurück rollen und abstreifen
- Gummiring zwischen Daumen und Zeigefinger spannen und an Mitspieler weitergeben. Finger dabei auch zu Daumen-Mittelfinger, Daumen-Ringfinger und Daumen-kleinem Finger wechseln
- Gummiring von Finger zu Finger spannen, am Daumen beginnend zwischen den Fingern 1 × oder mehrmals drehen (die Finger „verketten“, siehe Abbildung S. 29) / Finger bewegen/spreizen („Kunststücke machen“) / Gegenstände transportieren

- Gummiring fest um ein Stabende wickeln, den Gummi zur anderen Seite rollen und abstreifen (mit mehreren Gummis = die Schlange häutet sich)
- Mehrere Gummiringe über den Tennisball „Fressball Rundi“ ziehen (das Monster fesseln)

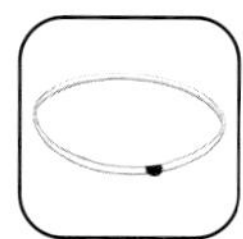

Großer Gummiring (von Dampfdrucktopf)

- Gummiring als Begrenzung einsetzen, z. B. bei Schnipsspielen
- Murmel mit Stab am Innenrand des Gummirings entlang rollen lassen
- Klammern wie ein Tor an Gummiring befestigen. Murmeln mit Essstäbchen hinein schießen (Tortraining)
- 2 Tore gegenüber anklammern, zu zweit im Wechsel mit einem Stab eine Murmel / ein Glasnugget auf die Tore schießen (Fußball-/Hockeyspiel)
- Reepschnur an Gummiring knoten und diesen damit umwickeln
- Murmel in den senkrecht hängenden Gummiring legen (er wird mit der Hand gehalten) und wie ein „Riesenrad“ ohne Hilfe der anderen Hand zwischen den Fingern drehen (die Markierung zeigt die gedrehten Runden an)
  Variation: Zwischen den Fingern 1–3 halten und mehrfach um die senkrechte Achse drehen

Holzzylinder

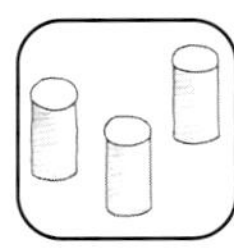

- Holzzylinder auf einer Seite mit Klebepunkten versehen, in eine Reihe mit etwas Abstand stellen und umdrehen, indem sie in Pronation zwischen 2 gestreckte Finger ergriffen und in Supination umgekehrt abgestellt werden
- In die dominante Hand einige Holzzylinder einsammeln und ohne Hilfe der anderen Hand einzeln zu einem Turm aufbauen
- Mit Zuckerzange / großer Klammer Holzzylinder ergreifen und damit Türme bauen
- Als Tore, Slalomstangen oder Zielkegel aufstellen

Klebepunkte

- Die Masern sind ausgebrochen: Die nicht dominante Hand/Finger des Kindes bekleben, mit der dominanten Hand die Klebepunkte wieder abmachen und sie zu kleinen Kügelchen zusammen drücken
  Steigerung: Klebepunkte an die Innen- und Seitenflächen der Finger kleben und mit dem Daumen ohne Hilfe der anderen Hand versuchen, sie wieder abzubekommen

Kleine Löffel

- Eierlauf mit Murmeln: Eine Murmel auf den Löffel legen, 1 × um den Tisch gehen und Murmel in Flaschen-Schraubdeckel ablegen
- Perlen aus Behälter nehmen – umfüllen
- Mehrere Bügelperlen mit dem Löffel aufnehmen und einzeln in einen Flaschen-Schraubdeckel füllen
- Löffel mit der nicht-dominanten Hand halten, diesen auf den Tisch auflegen. Bügelperle mit Stab (Essstäbchen) auf den Löffel schieben und den aufgestellten Spieltieren als Futter vorlegen

Knöpfe

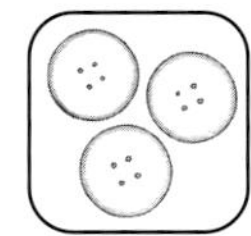

- Als Transportmittel, z. B. als Auto, Bus oder Floß benutzen und mit einem Stab schieben / u. U. Spielfigur daraufstellen / Glasnugget darauflegen
- Mit 2 Knöpfen und einem Pfeifenputzer ein Spieltor bauen (Pfeifenputzer in Bogenform biegen und in Knopflöcher stecken)
- Ohne Hilfe der anderen Hand in beide Richtungen zwischen den Fingern 1–3 drehen
- Ohne Hilfe der anderen Hand von Finger 1 zu Finger 5 „laufen“ lassen (zwischen den Fingern jeweils drehen)

- Knopfhüpfspiel: Lockere Faust machen, Knopf auf Daumennagel legen, hochschnipsen und versuchen, ihn wieder aufzufangen
- Auf die Seite aufstellen und über eine Drehbewegung wie einen Kreisel andrehen
- Mehrere Knöpfe auf einen Wollfaden auffädeln, je einen Knoten oder einige Bügelperlen dazwischen setzen und eine „Schlange“ machen. Diese ähnlich einem „Rosenkranz“ Knopf um Knopf ohne Hilfe der anderen Hand durch die dominante Hand gleiten lassen
- Spiel: Flussüberquerung
  Ziel des Spiels: Die Spielfiguren wollen die „Ufer“ tauschen und können sich nur über die Steine im Fluss (Knöpfe) bewegen.
  - Zwei verschiedenfarbige Spielfiguren vor die Spieler auf je einen Holzzylinder (Insel) in ca. 50 cm Abstand voneinander aufstellen. Zwischen beiden „Ufern“ senkrecht ein Krepp-Klebeband kleben, das den direkten Weg aufzeigt.
  - Je fünf größere Knöpfe in einer Reihe an die seitliche Tischkante legen. Diese sollen mit mehreren Schnipsbewegungen pro Knopf so nah wie möglich zur eigenen Spielfigur geschnipst werden. Gelingt es, den Knopf neben die Spielfigur zu schnipsen, darf sie auf den „angeschnipsten“ Knopf wechseln- ähnlich einer Bachüberquerung auf Steinen.
  - Jeder Spieler darf alle seine Knöpfe „verschnipsen“, dann wird gewechselt.
  - Wenn die Spielfigur beim Schnipsen umfällt, muss sie auf den Knopf zurückgestellt werden, der am nächsten beim eigenen Ufer liegt. Wird die Spielfigur des Mitspielers umgeschnipst, darf diese um 3 Knopflängen vorrücken.
  - Sieger ist, wer zuerst am anderen Ufer ankommt.
  - Wird ein Knopf über die Tischkante hinausgeschossen, scheidet der Knopf in dieser Runde aus.

Korken

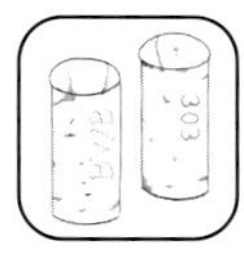

- An den flachen, runden Enden zwischen Daumen und Mittelfinger halten, Zeigefinger „turnt“ darüber und darunter
- Zwischen Daumen und Mittelfinger halten, mit dem Zeigefinger drehen und mit dem Ringfinger von unten stützen
- Aus 2 Korken Tore bauen / Glasnuggets mit den Fingern oder einem Rundstab durch das Tor schnipsen oder schießen
- Eine Reihe aus Korken bauen, mit geschnipsten Glasnuggets oder einer pendelnden Bleischnurschlaufe umschießen
- Reihen aufstellen, Spielfiguren daraufstellen (z. B. mit Korkenzange) (als Zuschauer)
- Stempeldruck mit Fingerfarbe/Wasserfarben o. Ä.
- Zwischen den Fingern drehen
- Wie beim Flötenspiel mehrere Finger auf den Korken setzen und einzeln bewegen
- Als Kegel aufstellen und mit einem Glasnugget „umkegeln“
- Mit einem Gummi umwickeln (die Seidenraupe spinnt sich ein)
- Zu möglichst hohen Türmen aufbauen
- Zahnstocher in den aufgestellten Korken stecken und mit der Pinzette Bügelperlen auf die Zahnstocher aufstecken (der Kaktus blüht)

- Korken liegend mit den Fingerspitzen zu einem Ziel rollen (auf der rutschfesten Unterlage) Vorstellung dazu: Unsere Finger sind die Beine eines Akrobaten, der auf einer Tonne läuft

Kreisel

- Solange sich der Kreisel dreht, Bügelperlen in die Hand sammeln, danach zählen, wie viele es sind
- Alle Kreisel in Bewegung halten (die Kinder tanzen)
- Der letzte gewinnt: Jeder Spieler erhält einen Kreisel, den er andreht. Der Besitzer des Kreisels, der zuletzt umkippt, gewinnt und darf sich pro Spielrunde ein Glasnugget nehmen

Materialsäckchen

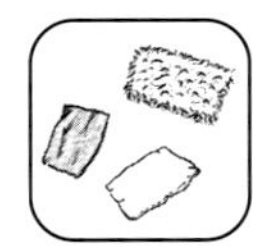

- Im Stehen auf den Handrücken legen, hochwerfen und versuchen, es wieder aufzufangen
- Von einer Hand in die andere über die Körpermittellinie geben oder werfen
- Um den Körper herum von einer Hand in die andere Hand übergeben
  Variation: Hinter dem Genick / unter den abwechselnd hochgezogenen Knien übergeben
- Dem Spielpartner zuwerfen (gleichseitig, über Kreuz, etc.)
- Hochwerfen, verschiedenen oft klatschen und wieder auffangen

- Reepschnur um die Mitte eines Stabs binden (zusätzlich mit Krepp-Klebeband ankleben), am anderen Ende ein Materialsäckchen anknoten und dieses im Sitzen oder Stehen durch bimanuelles Aufwickeln der Reepschnur heranholen

Murmeln

- Murmeln zum Kegeln benutzen: Auf stehende Holzzylinder, Korken oder Spielfiguren zielen
- Mit einem Löffel in die Flaschen-Schraubdeckel legen, und diesen zwischen den nach oben gehaltenen Fingerspitzen kreisen lassen (Mischmaschine oder Karussell)
- Murmeln von Löffel zu Löffel weiter geben (die Murmeln sind frisch bemalt – sie dürfen nicht berührt werden)
- Handmassage: Eine oder mehrere Murmel/n auf die rutschfeste Unterlage legen und diese mit der Handfläche und den Fingern mit unterschiedlichem Druck und in unterschiedlichem Tempo hin und her / im Kreis herum rollen
- 2 größere Murmeln in die dominante Hand nehmen und in Supination ohne Hilfe der anderen Hand mit und gegen den Uhrzeigersinn umeinander kreisen lassen
- Mehrere Murmeln und einen anderen Gegenstand (z. B. größere Murmel, Würfel, Spielfigur etc.) in die gleiche Hand nehmen, in Supination ohne Hilfe der anderen Hand die Murmeln einzeln „aussortieren“ und ablegen, während der andere Gegenstand in der Hand bleibt
- Murmelhöhle: Murmel fest in einer Faust halten, Partner versucht, sie zu „rauben“
  Variation: Murmel zwischen beiden Händen halten und Partner versucht, sie zu „rauben“

Notizzettel

- Zu einer „Himmel und Hölle“ falten und damit einhändig diverse Greif- und Fangspiele spielen (Faltanleitung siehe S. 106)
- Würfelspiel: Gegenstände jeweils einer Würfelaugenanzahl zuordnen (siehe Karten S. 103), gewürfelte Gegenstände von der rutschfesten Unterlage mit „Himmel und Hölle“ aufnehmen und an anderer Stelle wieder ablegen
- Verschiedenfarbige Schnipsel reißen, mit Farb- und Punktewürfel würfeln und gewürfelte Anzahl und Farbe mit Pinzette in Flaschen-Schraubdeckel füllen
- Formen reißen und Spielpartner raten lassen, was es sein soll
- In Streifen reißen und als Dekoration an den großen Gummiring klammern (Sommerfest)
- Aus Pfeifenputzern runde „Pizzen“ formen, kleine Schnipsel reißen und als „Belag“ hineinlegen oder daraufstreuen
- Geschenke packen: Holzzylinder in Notizzettel verpacken und mit Krepp-Klebeband zukleben / mit Gummis als Geschenkband umwickeln

Pfeifenputzer

- Um den Zeigefinger wickeln, Ende überstehen lassen und diesen als Schieber z. B. für Knöpfe, Bügelperlen, etc. verwenden (Fernsteuerung)
- Um einen Stab wickeln und herunterziehen = Spiralen/Spiralnudeln
- Ring formen und diesen einhändig, ohne Hilfe der anderen Hand, von Finger zu Finger wandern lassen
  Variation: Kleineren Ring bis zum Grundgelenk über einen Finger sinken lassen und ohne Hilfe der anderen Hand von Finger zu Finger und wieder zurück befördern
- Aus mehreren Pfeifenputzer eine lange Reihe oder „Straße“ legen, dazu die Enden miteinander verdrehen (Zwei Reihen als Kegelbahn benutzen)
- Ringe formen und diese zu einer Kette ineinander hängen
- 2 Pfeifenputzer umeinander wickeln (Nudel/Armband)
- Aus 3 Pfeifenputzern einen Zopf flechten (Hefezopf backen)
- Formen, z. B. Fische, Schnecken oder Buchstaben biegen
- Mehrere Pfeifenputzer an einem Ende miteinander fest verdrehen (dies ist der Körper des Tintenfischs). Als „Saugnäpfe“ Bügelperlen/Knöpfe anbringen
  Variation: Als Körper eignet sich auch ein größerer Knopf mit vier Löchern
- Päckchen packen: Pfeifenputzer um Materialsäckchen wickeln und zudrehen

- Bügelperlen auffädeln und als „Schwimmringe“ oder „Siegerkränze“ für Spielfiguren zu Kreisen formen
- Um Spielfigur als „Schal“ wickeln
- Als „Spielbälle“ kompakt zusammen knüllen (Entsorgung verbrauchter Pfeifenputzer)

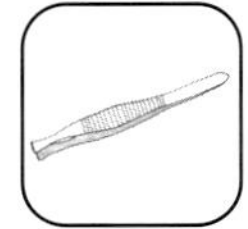

Pinzetten

- Diebische Elster: So lange Bügelperlen/Büroklammern mit der Pinzette aufnehmen, wie der Kreisel läuft / bis der Partner eine bestimmte Augenzahl würfelt
- Würfeln und entsprechende Menge verschiedener kleiner Dinge, z. B. Büroklammern/Bügelperlen/Schnipsel mit Pinzette in Flaschen-Schraubdeckel / auf Materialsäckchen legen
- Bügelperlen aufnehmen und auf Pfeifenputzer/Zahnstocher auffädeln/stecken
- Pfeifenputzertiere biegen und anschließend „füttern“: Mit der Pinzette Bügelperlen/Schnipsel zu den Tieren legen

Reepschnüre 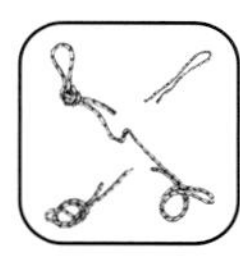

- Reepschnur auslegen, mit 2 oder 3 Fingern darauf „entlang laufen“
  Variation: Im „Kreuzgang“ mit den Fingern über die Reepschnur „treten“
- 2 Reepschnüre als Ring aneinanderknoten und Fadenspiel mit abnehmen/übernehmen spielen
- Fingerhäkeln: Zuerst eine Schlaufe bilden und durch diese mit dem Daumen und dem Zeigefinger der dominanten Hand die nächste Schlaufe ziehen. Geschichte zur Verdeutlichung der Bewegung: „Eine Henne pickt den Wurm aus der Futterschüssel“
- Mit 3 gleichlangen Reepschnüren einen Zopf flechten (Friseurbesuch)
- „Knotentreff“: So viele Knoten übereinander machen, bis nichts mehr von der Schnur übrig ist und wieder aufknoten

Rund-/Dübelstäbe

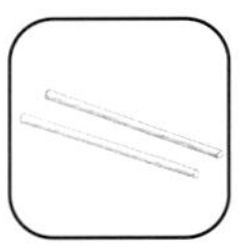

- Umwickeln mit Pfeifenputzern/Wolle/Reepschnur/Gummiringen
- Kegel aufstellen und diese mit Murmeln oder Glasnuggets umschießen (Stäbe sind die „Schläger“)
- Reepschnur/Wolle anbinden, Gegenstand am anderen Ende befestigen und durch Aufwickeln der Schnur heranziehen
- Hubschrauber: Stab einhändig wie Rotoren in beide Richtungen zwischen den Fingern drehen
- Feuermacher: Einen oder mehrere Stäbe zwischen den Handflächen hin- und her rollen
  Variation: Stab einhändig ohne Hilfe der anderen Hand zwischen Finger 1–3 hin- und her rollen
- Hürdenlauf: Die Finger „steigen“ einzeln und nacheinander über einen in Richtung der Finger liegenden Stab. Die Hand dazu flach auf den Tisch auflegen, Finger spreizen – von ulnar nach radial und umgekehrt durchführen

Spielfiguren

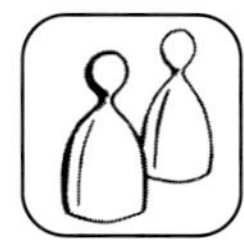

- Spielfiguren einzeln ergreifen und auf Holzzylinder stellen (auch mit Zuckerzange / Essstäbchen-Korkenzange möglich)
- Mehrere Spielfiguren in eine Hand sammeln und ohne Hilfe der anderen Hand nacheinander wieder abstellen
- Spielfigur als „Spieler" im Dreipunktgriff ergreifen und damit Glasnuggets oder Murmeln hin und her „kicken" (Bewegung aus dem Handgelenk)
- Spielfigur im Dreipunktgriff ergreifen und Glasnuggets durch Slalomstrecke aus Holzzylindern schieben – nach jedem Tor oder Holzzylinder die Spielfigur 1 × zwischen den Fingern umdrehen (macht einen Salto)
- Spielfiguren in größerem Kreis aufstellen, eine Spielfigur an Reepschnur befestigen, die Schnur von oben halten und durch Schwingen versuchen, die umstehenden Figuren umzuschmeißen
- Spielfigur an Schnur binden, die Schnur von oben halten und Spielfigur wie mit einer „Fernsteuerung" durch einen Slalom aus Holzzylindern „führen"
- Der Spielfigur ein Gummiband als Halstuch umwickeln
- 2 Spielfiguren in unterschiedlichen Farben hintereinander stellen. Eine Figur überspringt die andere, bis beide an einem Ziel angekommen sind (Bockspringen)

Streichholzschachtel

- Mit einer Pinzette Streichhölzer in die Schachtel legen oder heraus nehmen
- Bügelperlen mit einem Zahnstocher oder einer aufgebogenen Büroklammer aufnehmen und in die Schachtel legen
- Schachtel zwischen den Fingern in der Luft halten und ohne Hilfe der anderen Hand auf- und zu schieben oder drehen
- Mit Punktewürfel Anzahl von Bügelperlen würfeln, diese in eine Hand sammeln und einzeln in die Streichholzschachtel ablegen. Nach jedem Mal die Schachtel schließen, schütteln und dem Geräusch lauschen

Streichhölzer

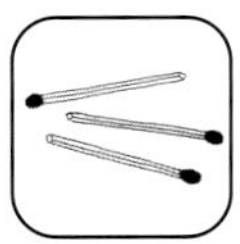

- Ohne Hilfe der anderen Hand in eine Hand einsammeln und einzeln in einer Reihe ablegen (durch Würfeln oder Alter des Kindes die Menge ermitteln)
- „Packesel" spielen: Zwei oder mehr Streichhölzer kreuzweise aufeinander stapeln
- Verschiedene Turmformen aufstapeln (auch mit Pinzette möglich)
- Mit Fingern oder Pinzette Formen vor- und nachlegen
- Mit Pinzette in die Schachtel legen / heraus nehmen
- Mit Streichholz Bügelperlen von rutschfester Unterlage „aufpieksen"

- Streichholz zwischen Mittelfinger und Daumen halten (Reckturner), der Zeigefinger „turnt“ abwechselnd darüber und darunter
- Liegende Streichhölzer (Autos) mit Stäbchen (Fernbedienung) schieben und einparken
- Aus Streichhölzern Zäune um Tiere legen
- Streichhölzer zwischen die Finger klemmen, Partner versucht, sie heraus zu ziehen
- Mehrere Streichhölzer zusammenfassen und fest mit Gummiring umwickeln (Brennholz-Bündel verschnüren)
- Streichholz zwischen den Fingern wie Propeller in beide Richtungen drehen

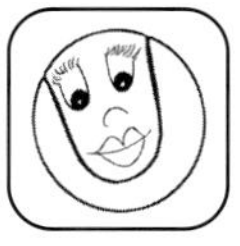

Tennisball „Fressball Rundi“ (Tennisball ca. 4 cm einschneiden)

- Mit dem Tennisball Murmeln von rutschfester Unterlage aufheben und „fressen“ oder in die Flaschen-Schraubdeckel ablegen („spucken“)
- Das „Maul“ des Tennisballs mit einer Hand aufdrücken und ihn mit Glasnuggets/Murmeln/Knöpfen „füttern“
- Handmassage: Mit der flachen Hand Tennisball über die rutschfeste Unterlage rollen
- Tennisball hochwerfen und auf unterschiedliche Art fangen
  Variation: Hochwerfen, klatschen und fangen
- Tennisball zwischen Spielpartnern hin- und herwerfen

Wäscheklammern 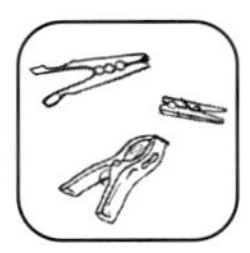

- Eine Wäscheklammer rechtwinkelig an ein Rund-/Dübelstab-Ende anbringen und als „Hockeyschläger“ benutzen
- Kranspiel: Mit einer Klammer Materialsäcken erfassen und transportieren / auf ein Ziel werfen
- Von Klammer zu Klammer Gegenstände weitergeben, z. B. Bierdeckel/Gummiringe/Pfeifenputzer
- Mit je 2 Klammern und 1 Rund-/Dübelstab Tore bauen, z. B. für Eishockey/Fußballspiel
- Mehrere Klammern zu einer Schlange aneinander klammern / wie zu einem Busch aufgefächert immer weitere Klammern anfügen
- Klammern an den Seiten eines Notizzettels / an den großen Gummiring anklammern
- Eine Klammer an Flaschen-Schraubdeckel klammern und als „Schöpf-Kelle“ verwenden: Bohnen/Bügelperlen hineinlegen und auf der rutschfesten Unterlage ausschütten
- Mit liegender Klammer Bügelperlen/Murmeln aufnehmen und diese transportieren
- Knöpfe von Klammer zu Klammer weitergeben und diese auf einem Bierdeckel ablegen

- 2 unterschiedliche Wäscheklammern an einer gespannten Reepschnur befestigen. Die Klammern überspringen sich gegenseitig, bis sie am anderen Ende angekommen sind (Schnur an einer Seite festbinden und mit der nicht dominanten Hand die andere Seite festhalten)
- Gummiring um den vorderen Teil der Klammer wickeln (das Maul des Krokodils „zubinden")

Zahnstocher

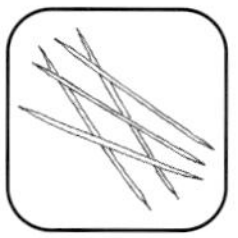

- Zahnstocher in einen aufgestellten Korken stecken, Bügelperlen nach gewürfelter Farbe / Anzahl mit Fingern oder Pinzette aufstecken
- Mit einem Zahnstocher Bügelperlen ohne Hilfe der anderen Hand von der rutschfesten Unterlage aufnehmen
- „Minimikado" spielen: Mehrere Zahnstocher auf einen Haufen werfen und einzelne mit Fingern/Pinzette erfassen, ohne dass die anderen wackeln
- Als „Kleinholz" in kleine Stücke brechen

Wollknäuel

- Kordel drehen: Dazu 2 längere Fäden z. B. an einer Türklinke anknoten. An das andere Ende einen Stab anknoten und diesen mit der dominanten Hand über einen längeren Zeitraum drehen (Linkshänder drehen zum Körper hin, Rechtshänder vom Körper weg). Schnur dabei unter Spannung halten. Dann die Schnur in der Mitte festhalten und die Spannung reduzieren. Dadurch verdrehen sich beide Schnurhälften zur Kordel
- Fingerhäkeln: Schlaufe machen und Faden mit Finger 1 und 2 durch diese ziehen. Dadurch entsteht eine weitere Schlaufe, durch die der Faden wiederum gezogen wird; es entsteht eine „Häkelschnur“
- Zwischen gestreckten Daumen und Zeigefinger in Form einer Acht aufwickeln
  Variation: Zum Daumen je einen anderen Finger nehmen, Finger beliebig wechseln
- Gegenstände in das Knäuel einwickeln (Büroklammern / auf Zettel gemalte „geheime Botschaften“)
- Längeren Faden abschneiden, an jedes Ende einen Rund-/Dübelstab knoten. Die Mitte des Fadens markieren. Zwei Spieler wickeln gleichzeitig den Faden auf den Stab auf. Sieger ist, wer zuerst in der Mitte ist

5. Parcours

Das Arbeiten mit Kindern im „Parcours“ bedeutet, dass an mehreren vorbereiteten Stationen ein motivierendes, spielerisches Üben möglich ist. (Der Begriff Parcours kommt aus dem französischen parcourir = ablaufen, durchlaufen. Man bezeichnet damit eine Strecke mit vorbereiteten Hindernissen und Übungen, z. B. beim Reitsport.)
In Bezug auf die Förderung der Handgeschicklichkeit des Kindes mit den Übungen der „Ravensburger Feinmotorikkiste“ (FeinMoKi) bedeutet dies, dass entsprechend dem Therapieziel und der Behandlungsplanung die ausgewählten Übungen als Stationen vom Therapeuten / Pädagogen oder zusammen mit dem Kind vorbereitet werden. Die Zusammenstellung und Gewichtung, z. B. mehr fein- oder grafomotorische Stationen, wird anhand der Therapieziele individuell zusammengestellt. Möglich ist dies um den Tisch herum oder im ganzen Raum.

Die Übungsform Parcours beinhaltet folgende Aspekte:

- Der Parcours hat einen hohen Aufforderungscharakter. Somit wird die Motivation gefördert und die Lust am eigenen Tun entwickelt: Das Kind „erledigt“ die Übungen nicht, weil der Therapeut oder Pädagoge dies bestimmt, sondern weil die Aufgabe im Parcours das Weiterführen des Spiels ermöglicht.
- Der Parcours hat eine hohe Wirksamkeit, weil das Kind sich darin als erfolgreich erlebt (oder gar als Held). So hat es Freude daran, den Spielgedanken weiter zu entwickeln und zu variieren. Darüber bekommt es Übung und steigert dadurch seine Fähigkeiten und Fertigkeiten.

Arbeiten mit Spaß und Freude ist „positives Lernen“, das zum Weitermachen und Aufgreifen der Übungen im alltäglichen Spielen anregt.

- Für Therapeuten und Pädagogen ist das Arbeiten im Parcours sehr hilfreich. Die Kinder sind darüber gut zu motivieren, und die Übungsinhalte können stets ziel- und klientenorientiert modifiziert werden. Die Geschichten und Aufgaben können auf die Interessen des einzelnen Kindes und dessen Schwierigkeiten angepasst werden, z. B. Geschichte mit Bauernhof/Dinosaurier/Märchen, etc. Entstehen Schwierigkeiten bei einzelnen Aufgaben, kann die Anpassung der Aufgaben und die Unterstützung auf die Möglichkeiten des Kindes flexibel variiert werden.
- Ein Parcours gibt eine klare Struktur und eine übersichtliche, anschauliche Abfolge der einzelnen Aufgaben vor (Serialität). So wird die Handlungs- und Bewegungsplanung des Kindes unterstützt, da die Übungen in sinnvollen Zusammenhängen stehen. Vor allem Kinder, die in diesem Bereich Schwierigkeiten haben, lernen, folgerichtig und logisch zu denken und zu handeln und müssen nicht nachfragen, wie und wo „es weitergeht“.
- Das Kind kann weitgehend selbstständig die einzelnen Aufgaben und die erforderlichen Wiederholungen durchführen. Durch den Methoden- und Tätigkeitswechsel werden die Aufmerksamkeit und das Interesse des Kindes immer wieder neu angeregt, über einen längeren Zeitraum aufrechterhalten und die Ausdauer kann gesteigert werden. So kommt es nur selten zu Schwierigkeiten, eine Therapie- oder Förderstunde „durchzuhalten“.
- Das Arbeiten im Parcours ermöglicht eine häufige Wiederholung der Tätigkeiten und Bewegungen, ohne dass „Langeweile“ aufkommt. Dies ist wichtig, da das Kind mit Defiziten in seiner feinmotorischen Geschicklichkeit eine häufige Wiederholung und viele Variationen der zu lernenden Tätigkeiten braucht, um Sicherheit und Geschicklichkeit zu erlangen.

- Im Parcours ist es möglich, Tätigkeiten zu kombinieren, die für das Kind einfacher und schwerer sind oder die das Kind noch nicht kann.
- Je nach Ressourcen und Fähigkeitsstörungen des Kindes können im Parcours Teilziele individuell erarbeitet und die Förderschwerpunkte dem Entwicklungsstand des Kindes angepasst werden, z. B. viel – wenig: Feinmotorik / Grafomotorik / Tonusregulierung / Gleichgewichtsschulung / Körperwahrnehmung, etc.
- Der Parcours mit seinen unterschiedlichen Stationen ermöglicht, eine zum Thema passende und vom Therapieziel her erforderliche häusliche Übung zur Vertiefung der Therapieinhalte abzuleiten.

Das Arbeiten im Parcours kann in jede räumliche Situation übertragen werden. Mit einem Parcours zu arbeiten, ist ein therapeutisch-pädagogischer Grundgedanke und kein festes, vorgefertigtes Konzept. So kann ein Parcours in einem großen Turnraum stattfinden, in einem Werkraum, einem Gruppenraum oder auch um einen Tisch herum und unter Einbeziehung des umgebenden Raums. Auch das Arbeiten mit grafomotorischen Papier- und Bleistiftübungen kann mit dem Parcours und im Wechsel von Stehen und Sitzen sehr ansprechend gestaltet werden. Besonders hilfreich ist dieses multimodale Arbeiten für Kinder, deren Übungsziele sehr vielschichtig sind.

Einige Beispiele verdeutlichen die Möglichkeiten der Arbeit im Parcours:

Um die Vorbereitung und Umsetzung der folgenden Spiel- und Übungsideen zu erleichtern, werden die eingesetzten Materialien abgebildet und zusätzliche Verbrauchs- und „Belebungsmaterialien“ aufgeführt (Abbildung und Bezeichnung der Materialien S. 35–37).

5.1 Parcours am Tisch

▲ Kombination von Fein- und Grafomotorik / Kraftdosierung / Stifthaltung und Stiftführung

Spiel: Unser Obstgarten
Material:

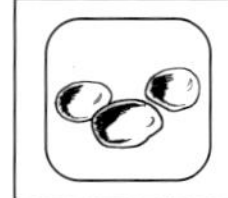	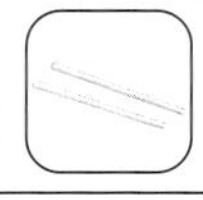	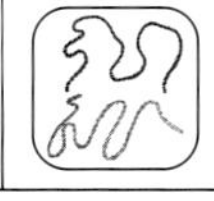	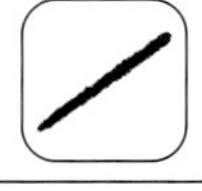	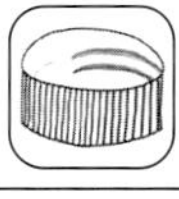	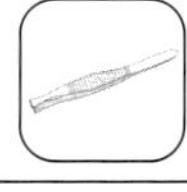	Krepp-Klebeband / Würfel / Notizzettel

Station 1
Wetterspiel

- Mit den Fingern zunächst in unterschiedlicher Intensität auf den Tisch tippen – vom Daumen bis zum kleinen Finger und zurück:
  - Leicht und langsam = es tröpfelt
  - Kräftiger mit den einzelnen Fingern = es regnet stark
  - Kräftig mit allen Fingern gleichzeitig = es schüttet
  - Mit den Handflächen alternierend = es donnert
  - Klatschen und die Arme schnell über den Kopf strecken = es blitzt
- Den Ablauf langsam zurückführen bis zum Tröpfeln
- Fäuste machen und die einzelnen Finger nacheinander strecken = Sonnenstrahlen
- Mit gespreizten Fingern die Arme über den Kopf ausstrecken = Sonnenschein

- Großräumige Armbewegungen in alle Richtungen = die Sonne macht alles wieder trocken
- Das Kind malt eine große Sonne auf ein DIN-A4-Blatt

Station 2
Das Regenwasser steigt zu den Ästen eines Baums auf

- Aus Krepp-Klebeband einen Baum mit Ästen auf einen Fotokarton / Papier aufkleben
- Glasnuggets mit einem Rund- / Dübelstab oder einem dreieckigen, dicken Farbstift von der Wurzel zu den einzelnen Ästen schieben. Dazwischen mit einem Würfel die Farbe des nächsten Glasnuggets ermitteln (dies ermöglicht wiederholtes erneutes Ergreifen des Stabs / Stifts zum Erlernen der Stifthaltung im Dreipunktgriff)

Station 3
Die Schnecken und Regenwürmer genießen die Feuchtigkeit unter dem Baum

- Bleischnüre mit der flachen Hand oder den Fingern 1–3 zu Schnecken aufrollen und an den Baumstamm schieben
- Pfeifenputzer als „eingeringelte Würmer" um einen Stab zu Spiralen wickeln und abziehen
- Aus Papierschnipseln Kügelchen knüllen und sie als Futter mit einem Stab zu den Schnecken und Würmern schieben

Station 4
Der Baum treibt Blätter / Blüten

- Aus verschiedenfarbigen Notizzetteln Schnipsel reißen und zu kleinen Kügelchen fest zusammenknüllen (Anzahl gibt der Würfel vor)
- 5 Flaschen-Schraubdeckel damit füllen und die gefüllten Deckel vorsichtig, jeden mit einem anderen Finger, zur Baumkrone schnipsen
- Mit Klebestift an einzelnen Stellen Kleber auf die Äste auftragen
- Einzelne Papierkügelchen mit Pinzette ergreifen und darauf kleben

Vertiefung durch häusliche Übung: Das Blatt mit der gemalten Sonne weiter ausführen (je nach Übungsziel des Kindes konkrete Aufgabe stellen, z. B. gerade senkrechte Striche = Regen / kleine Kreise = Regentropfen / gebogene Striche = Würmer) etc.

5.2 Parcours am Tisch

▲ Kombination von Fein- und Grafomotorik

Spiel: Fingersporttag
Material:

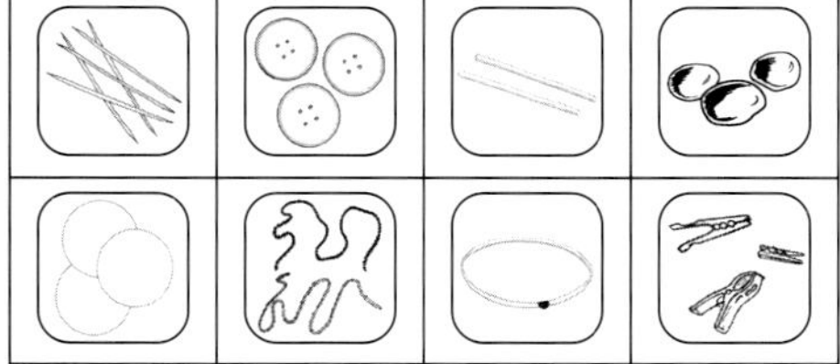

Sternförmig sind 6 „Sportstationen“ aufgebaut.

Station 1
Hürdenlauf
Das Kind legt 10 Zahnstocher im Abstand von ca. 2 cm leiterförmig hintereinander und „läuft“ mit Zeige- und Mittelfinger alternierend durch, ohne die Zahnstocher zu berühren.
Variation: Mit Zeige- und Ringfinger, Zeigefinger und kleinem Finger in Wechsel „laufen“

Station 2
Slalom
Das Kind schiebt je einen Knopf mit einem Stab wellenförmig um Hindernisse (Glasnuggets) von einem Start zu einem Ziel (Bierdeckel)
Variation: Zickzackförmig / in Schlaufenform, etc. schieben

Station 3
Fußballtraining
Das Kind schnipst Glasnuggets in ein Tor aus einer halbkreisförmig ausgelegten Bleischnur

Station 4
Eishockey
Das Kind knüllt aus Papierstückchen kleine Papierbällchen und schießt sie mit dem Stab mit einem Spielpartner im Wechsel durch das Innere des großen Gummirings hin und her (Tore = Klammern an den Gummiring stecken)

Station 5
Purzelbäume
Das Kind nimmt wiederholt je einen Knopf mit den Fingern 1 – 3 von der Tischkante auf (Knopf = Kind, das mehrere Purzelbäume macht), dreht ihn um und legt ihn wieder ab (Menge u. U. über einen Würfel ermitteln)

Station 6
Urkunden / Gewinne
Das Kind bemalt Notizzettel (Formen / Muster abgestimmt auf das Übungsziel des Kindes) als Urkunde / Gewinn

5.3 Parcours im Raum

▲ Kombination von Groß- und Feinmotorik, Grafomotorik und Tonusregulierung

Spiel: Der Frühlingwald braucht Pflege
Material:

Langes Seil / Struktur-Rubbelfolie / Papier / Schere / Rollbrett / Fotokarton / Klebepunkte / Matten

Station 1
Sprünge über einen schmalen Bach, der zum Komposthaufen fließt

- Das Kind springt beidbeinig an einem langen Seil entlang (Bach) z. B. seitlich hin und her zum „Komposthaufen" (Tisch mit Stuhl). Bei jeder Wiederholung werden andere Sprung- und Laufvarianten geübt: Vorwärts, rückwärts, seitlich, Kreuzgang, 2 Hüpfer auf jeder Seite, etc.

Station 2
Die Schonung braucht nahrhafte Humuserde

- Am Tisch sitzend malt das Kind mit einem dicken, braunen Farbstift flächendeckend über ein Papier, unter dem eine so genannte „Struktur-Rubbelfolie" liegt, sodass „gute Komposterde" entsteht
- Mit einer Schablone oder frei malt es mit einer anderen, gut sichtbaren Farbe durch wiederholtes Nachfahren der Linie ein kräftiges Viereck darauf
- Es schneidet jedes Viereck aus (Viereck = ein Sack voller Komposterde)

Station 3
Der Weg zur Schonung ist weit

- Das Kind fährt mit dem Rollbrett zur Schonung (weiterer Tisch mit Stuhl) und nimmt dabei einen „Sack Komposterde“ mit
- Bei jeder Wiederholung probiert es eine andere Art zu fahren aus (auf dem Bauch, auf dem Rücken liegend, sitzend, kniend, etc.)

Station 4
Die Schonung wird neu angelegt

- Das Kind klebt die „Säcke mit Komposterde“ auf ein Blatt auf und klebt als „Dünger“ Klebepunkte darauf (Anzahl und/oder Farbe nach Würfelvorgabe)
  Als Variation wird auf jedes Viereck eine andere räumliche Anordnung der Punkte nach Vorlage geklebt
  Weitere Variation: Kreise mit einem Locher stanzen und aufkleben
- Auf dem Weg zurück zum Bach trifft das Kind einen Hasen: Es hüpft wie dieser über die „Gräben“ zwischen ausgelegten Matten. Bei jeder Wiederholung werden Sprungvarianten probiert, z. B. vorwärts, seitlich, rückwärts, einbeinig, beidbeinig

Vertiefung durch häusliche Übung:

- Die Schonung wird eingesät: Das Kind reißt eine größere Menge kleiner Papierschnipsel und bringt sie zur nächsten Therapiestunde mit

- Dort wird das Blatt mit der in der letzten Therapieeinheit angelegten Schonung (Blatt mit braunen Vierecken) mit Kleister bestrichten und mit den Schnipseln bestreut. Dabei soll das Kind versuchen, die Schnipsel möglichst gleichmäßig aus der Hand rieseln zu lassen
  Variation: Schnipsel einzeln mit Pinzette auflegen

6. Spielmöglichkeiten mit Kombination verschiedener Materialien

Backtag

Material:

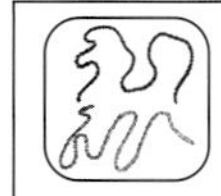	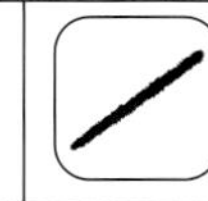	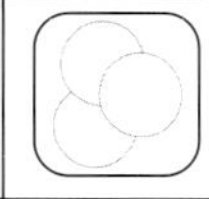	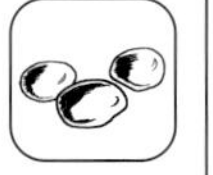	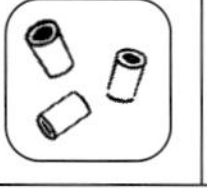	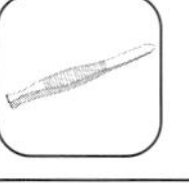	„patafix“ / Notizzettel

- Bleischnüre liegend zu Schnecken aufrollen
- Brezeln aus Pfeifenputzern formen
- Obstkuchen: Bierdeckel mit Glasnuggets belegen (diese zuvor einzeln in die Hand einsammeln und versuchen, diese einzeln, ohne Hilfe der anderen Hand abzulegen) / Bügelperlen mit Pinzette auflegen / „patafix“-Kügelchen oder Papierkügelchen darauf streuen

Baustelle

Material:

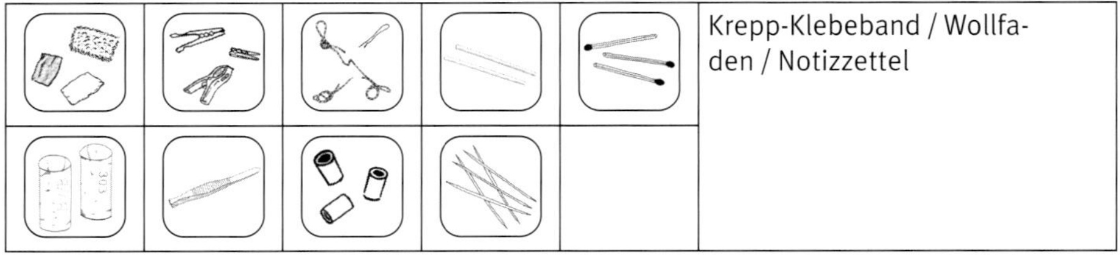

- Materialsäckchen flach in einem Rechteck auslegen = das Grundstück
- Das Grundstück wird ausgebaggert: Baggern = Säckchen mit Wäscheklammer aufgreifen und zur Seite legen = abtransportieren
- Der Kran kommt: Reepschnur an Stab knoten, mit Krepp-Klebeband festkleben, Materialsäckchen anbinden und die Schnur im Stehen aufwickeln
- Abzäunen des Grundstücks: Schnur durch Fingerhäkeln mit einem Wollfaden herstellen und zu einem Quadrat legen
- Lieferung des Bauholzes: Aus der Streichholzschachtel Streichhölzer einzeln herausnehmen und mit einem Stab zur Baustelle schieben
- Das Fundament wird gegossen: Korken als Betonmischmaschine an den flachen Enden zwischen Daumen und Mittelfinger halten, mit dem Zeigefinger drehen und mit dem Ringfinger von unten stützen

- Holzhausbau: Streichhölzer einzeln mit den Fingern / mit der Pinzette / mit der Zuckerzange erfassen und je 2 parallel über Kreuz übereinander schichten
- Den Garten bepflanzen: Bügelperlen mit der Pinzette um das Holzhaus stellen
- Papierkügelchen aus gerissenen Schnipseln als weitere Pflanzen in den Garten legen
- Lagerfeuer für das Einzugsfest: Zahnstocher als Feuerholz brechen und aufeinander schichten

Eierdieb
Material:

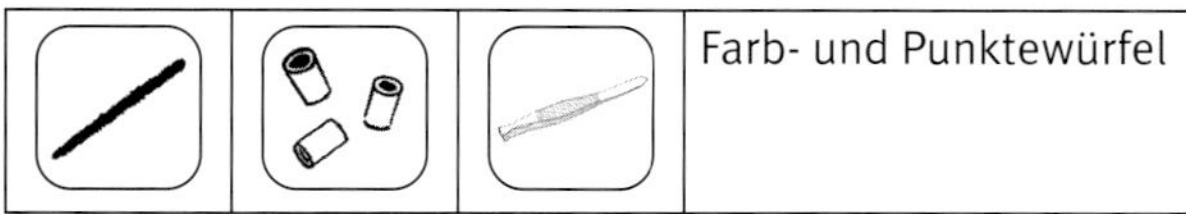

- 6 Pfeifenputzer zu Ringen formen = Nester
- In jedes Nest 10 Bügelperlen einer Farbe legen (Farben müssen dem Farbwürfel entsprechen)
- Mit der Pinzette Eier aus den Nestern stehlen: Mit dem Farbwürfel und dem Punktewürfel ermitteln, aus welchem Nest wie viele Eier „gestohlen“ werden dürfen

Tierfütterung 1

Material:

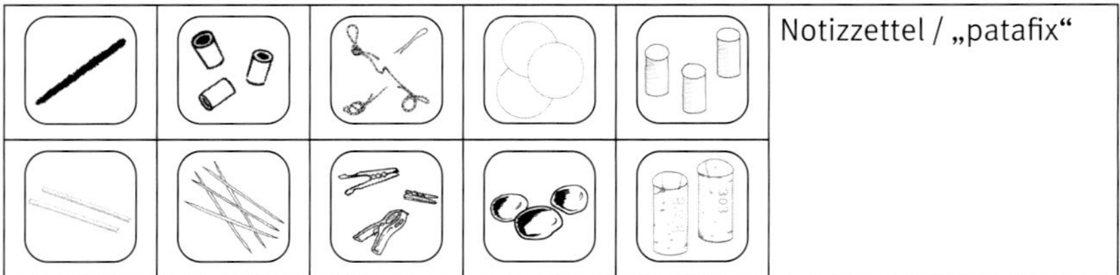

- Fische: Aus Pfeifenputzern Fische formen, zuvor Bügelperlen auf die Pfeifenputzer fädeln. Papierkügelchen herstellen und den Fischen als Futter vorlegen
- Schlangen: Als zusammengerollte Schlangenmutter eine Reepschnur locker um die Hand wickeln, vorsichtig abstreifen und auf einen Bierdeckel legen / mit der Hand nacheinander mehrere Holzzylinder ergreifen und als Futter einzeln in die Mitte der Schlange stellen
- Schlangenkinder: Pfeifenputzer um einen Stab biegen, abstreifen und aufstellen. Mit Bügelperlen füttern: Dazu Bügelperlen einzeln mit einem Zahnstocher aufnehmen und in das zusammengerollte Schlangenkind legen
- Krokodile: Große Klammern als „hungrige Krokodile“ mit der Öffnung zum Kind in eine Reihe legen, Glasnuggets in größerem Abstand davor legen und mit Stab in die „Krokodilmäuler“ schieben

- Stachelschwein: Viele Zahnstocher in einen liegenden Korken stecken und das Stachelschwein mit „pattafix“-Kügelchen füttern: Dazu die Kügelchen an die flache Seite des Korken kleben = Gesicht entsteht dabei (Kügelchen zwischen Finger 1–3 formen)
- Leguan: „Himmel und Hölle“ aus Notizzettel falten und das Leguangesicht einzeichnen (siehe Abbildung S. 107). Den Leguan in die dominante Hand nehmen, je eine Bügelperle ins „Maul“ legen und Kaubewegungen machen (ausspucken und wiederholen). Den Leguan mit nach Hause geben und täglich mit mehreren Bügelperlen „füttern“ lassen

Tierfütterung 2
Material:

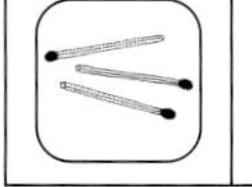	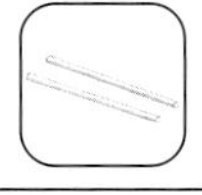	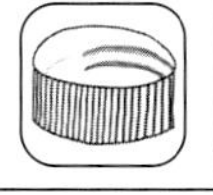	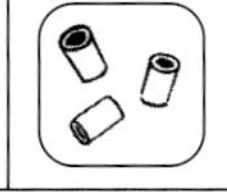	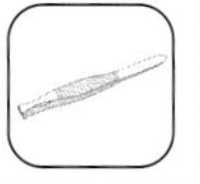	Kleine Spieltiere / Notizzettel

- Tiere aufstellen
- Zaun aus Streichhölzern mit Stab um die Tiere schieben
- Fressnapf = Flaschen-Schraubdeckel aufstellen
- Bügelperlen / geknüllte Papierkügelchen einzeln zum Fressnapf schieben
- Mit der Pinzette Bügelperlen / Papierkügelchen einfüllen

Grillparty
Material:

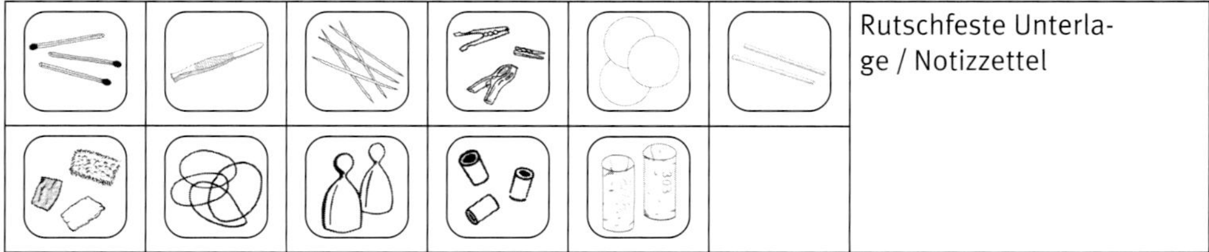

- Feuer: Streichhölzer einzeln mit den Fingern / der Pinzette / der Zuckerzange erfassen und übereinander schichten (für Kleinholz Zahnstocher zerbrechen)
- Feuer anfachen: Klammer an Bierdeckel befestigen, den so entstandenen „Wedel“ an der Klammer erfassen und über dem Feuer hin und her wedeln
- Steaks flach klopfen: Eine Klammer am Ende eines Stabs anklammern und mit diesem „Fleischklopfer“ Materialsäckchen flach klopfen
- Steak mit Zwiebelringen belegen: Gummiringe mit der Pinzette auf die Materialsäckchen legen
- Gordon bleu herstellen: 2 Materialsäckchen mit Gummiringen zusammenfügen (als Schinken und Käse Notizzettel dazwischen legen)

- Salz- und Pfefferstreuer: 2 Spielfiguren „kopfüber“ im Dreipunktgriff erfassen und Streubewegungen über dem „Fleisch“ ausführen
- Schaschlik aufspießen: Bügelperlen auf rutschfeste Unterlage legen, ohne Hilfe der anderen Hand Bügelperlen mit einem Zahnstocher aufnehmen, aufgenommene Perlen mit dem Zeigefinger fixieren, um eine weitere Perle aufzunehmen. Fertigen Schaschlikspieß in einen aufgestellten Korken stecken
- Würstchen auf dem Grill braten: Streichhölzer parallel auf ein Materialsäckchen legen und mit der Pinzette / Zuckerzange „wenden“

Maxi kauft auf dem Markt ein

Material:

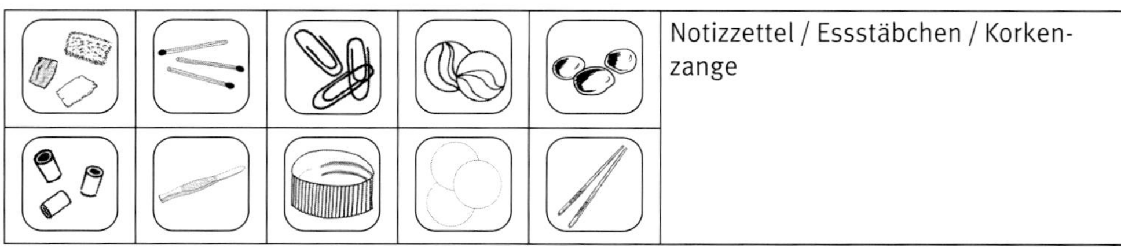

Notizzettel / Essstäbchen / Korkenzange

- Den Markt aufbauen: Materialsäckchen auslegen (Verkaufsstände) / die Waren auf den Materialsäckchen auslegen:
  - Lauchstangen: Streichhölzer parallel zueinander anordnen
  - Verschiedene Gemüse: Büroklammern farblich sortiert hinlegen

- Äpfel: Murmeln
- Kartoffeln: Glasnuggets
- Eier: Bügelperlen

- Die einzelnen Waren mit den Fingern / der Pinzette / der Zuckerzange / der Essstäbchen-Korkenzange aufnehmen und in / auf Flaschen-Schraubdeckel (Verpackungen) legen
- Bezahlen mit Spielgeld aus eckig und rund gerissenen Papierstückchen
- Gefüllte Flaschen-Schraubdeckel (Verpackungen) einzeln zu einem Bierdeckel (Bus) schieben, daraufstellen und diesen mit einem Stab „nach Hause“ schieben

Nudelfabrik
Material:

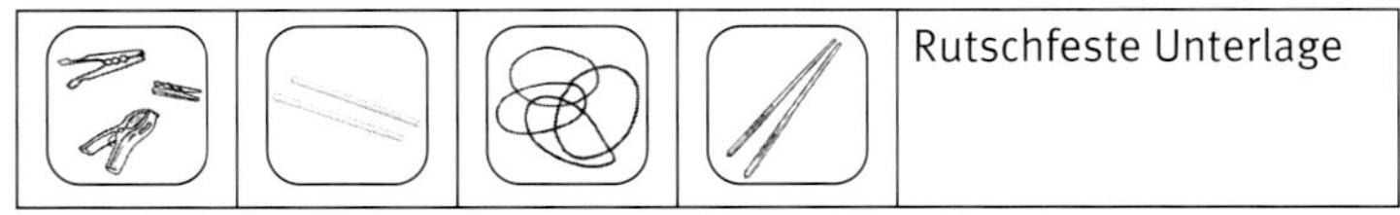

- Mehrere gleich große Klammern an einem Stab befestigen und als Trockengestell aufstellen (die längeren Klammerenden zeigen nach oben)
- Gummiringe auf die rutschfeste Unterlage legen, einzeln mit 2 Essstäbchen ergreifen und über die Klammern legen (zum Trocknen aufhängen)

Pferdespringen
Material:

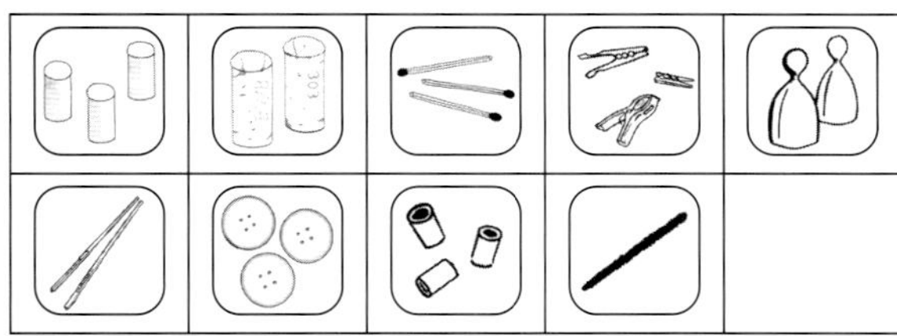

- Mehrere Hindernisse in einer Reihe aufbauen:
  - 2 Holzzylinder / 2 Korken aufstellen und ein Streichholz darüber legen
  - 2 kleine Klammern an einem Streichholz befestigen und auf die Klammern aufstellen
  - Streichholzschachtel aufstellen
- Reiter: Spielfigur mit 2 Essstäbchen oder Essstäbchen-Korkenzange über jedes Hindernis heben und absetzen (mehrere Reiter sind am Start)
- Siegerpodest: Spielfiguren mit Essstäbchen auf verschieden hohe Türmchen aus Holzzylindern stellen
- Medaillen anfertigen: Knopf und Bügelperlen auf Pfeifenputzer fädeln und zu Ringen formen

Rummelplatz

Material:

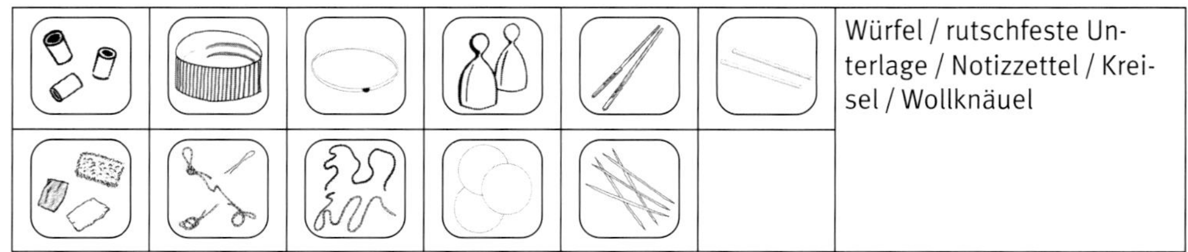

Würfel / rutschfeste Unterlage / Notizzettel / Kreisel / Wollknäuel

- Fahrkarten kaufen: Den Fahrpreis über Würfeln ermitteln. Erwürfelte Anzahl Bügelperlen von der rutschfesten Unterlage in eine Hand einsammeln, und die entsprechende Menge einzeln in einen Flaschen-Schraubdeckel hineinlegen (ohne Hilfe der anderen Hand)
- Fahrkarten herstellen: Notizzettel bemalen (Formen oder Muster entsprechend dem Übungsziel des Kindes)
- Autoscooter: (Großer Gummiring = Autoscooterplatz) Je eine Spielfigur in Flaschen-Schraubdeckel stellen und am inneren Rand des Platzes aufstellen. Mit Essstäbchen / Stäben die einzelnen Autos so lange durch den Dampftopf-Gummiring schieben, wie sich ein Kreisel dreht Varianten: Einhändig, beidhändig, mit Partner gleichzeitig die einzelnen Autos schieben. Wenn eine Spielfigur umfällt, scheidet sie aus

- Kettenkarussell: Materialsäckchen an Reepschnur knoten, Kind dreht sich damit um die eigene Längsachse oder schwingt das Säckchen im Stehen im Kreis
- Riesenrad: Großen Gummiring locker in der Hand halten und ohne Hilfe der anderen Hand durch die Bewegung der Finger drehen (Markierung zeigt die Runden an)
- Essstand: Bleischnur als „Spaghetti“ auf Bierdeckel gleiten lassen
- Schaschlik anfertigen: Bügelperlen auf rutschfeste Unterlage legen, ohne Hilfe der anderen Hand Bügelperlen nacheinander mit einem Zahnstocher aufnehmen. Dazu die aufgenommene Perle mit dem Zeigefinger fixieren, um eine weitere Perle aufzunehmen zu können
- Zuckerwatte: Reepschnur/Wollfaden/Pfeifenputzer um den Anfang eines Stabs wickeln

Schatzsuche auf den Inseln

Material:

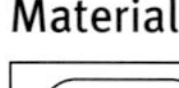

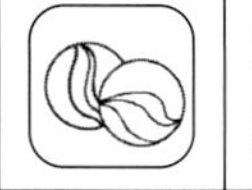	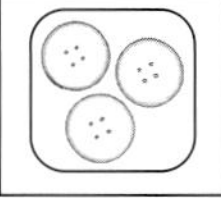	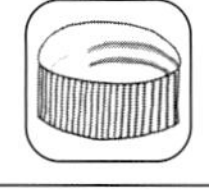	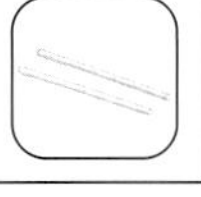	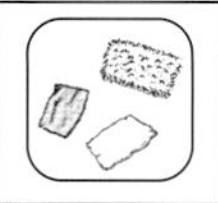

- Inseln mit einem Schatz vorbereiten: Je 1 Murmel (= Schatz) auf einen Knopf (= Insel) legen und diese gleichmäßig auf dem Tisch verteilen
- Das Schiff mit Schätzen beladen (Schiff = Flaschen-Schraubdeckel): Mit dem Stab ein Schiff zu den einzelnen Inseln schieben und je einen Schatz = Murmel ins Schiff laden
- Zum Hafen (Hafen = Materialsäckchen) zurück fahren und jeden Schatz dort ausladen, bis alle Schätze geborgen sind

Skirennen

Material:

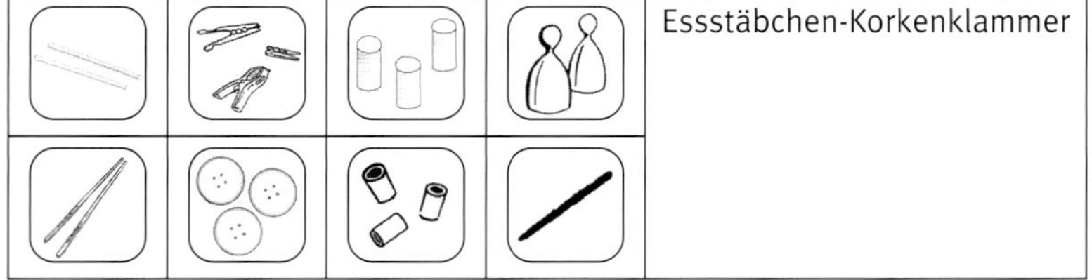

Essstäbchen-Korkenklammer

- Slalomstrecke aufbauen:
  - Start- und Zieltor bauen: An 2 Stäben je 2 Klammern befestigen und als Tore aufstellen
  - Dazwischen eine Slalomstrecke aus Holzzylindern aufstellen: Dazu ein oder mehrere Zylinder aufeinanderstellen
- Spielfiguren mit Essstäbchen wellenförmig durch die Slalomstrecke schieben, möglichst ohne die Holzzylinder zu berühren
- Siegerpodeste: Spielfiguren mit Essstäbchen-Korkenzange (siehe S. 38) auf verschieden hohe Türmchen aus Holzzylindern stellen
- Medaillen: Einen Knopf und Bügelperlen auf Pfeifenputzer fädeln und zu Ringen formen
- Nach der Veranstaltung fahren die Kinder auf der Slalomstrecke Schlitten: Pfeifenputzer zu einem Ring formen, Spielfigur hinein stellen und mit einem Stab durch die Strecke ziehen/schieben

Tierschützer setzen Krokodile in den Fluss

Material:

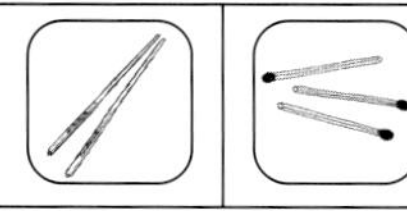
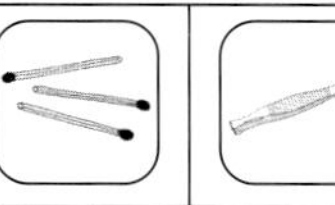
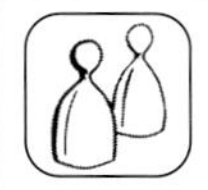
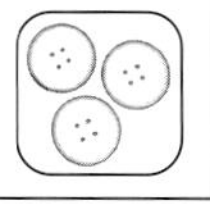
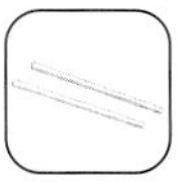
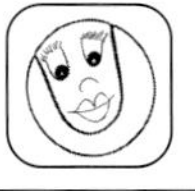
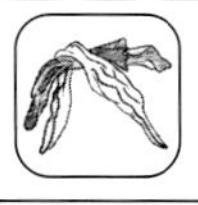

- Einen Fluss bauen: Essstäbchen parallel legen (Abstand ca. 15 cm)
- Morgens kommen die Krokodilbabys aus dem wärmenden Terrarium: Streichhölzer einzeln mit Pinzette aus der Streichholzschachtel nehmen und mit Abständen zueinander in verschiedene Richtungen in den Fluss legen
- Floße der Tierschützer: Spielfiguren auf Knöpfe stellen und mit Stab vorsichtig durch die Krokodile schieben (diese dabei möglichst wenig berühren)
- Das große Krokodil (Fressball „Rundi“) frisst die Floße, während sich die Tierschützer an das Ufer retten: Knöpfe in's Maul stecken und die Spielfiguren an das Ufer stellen. Anschließend spuckt das „große Krokodil“ die Knöpfe wieder aus, da sie ihm „Bauchschmerzen“ bereiten
- Nachts ist es im Fluss zu kalt und gefährlich: Die Krokodilbabys (Streichhölzer) mit der Pinzette zurück in die Streichholzschachtel legen und diese schließen
- Die Tierschützer brauchen nachts ein Moskitonetz, damit sie nicht gestochen werden: Spielfiguren in Chiffontuch einknoten

Turnfest

Material:

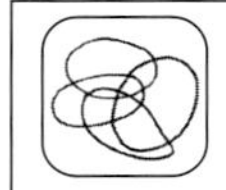	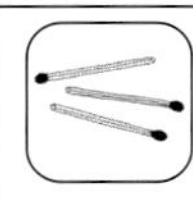	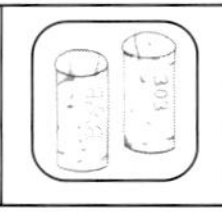	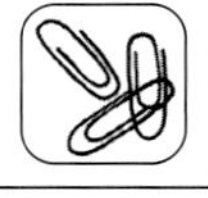	Rutschfeste Unterlage

- Aufwärmtraining: Gummi, am Daumen beginnend von Finger zu Finger spannen, zwischen den Fingern 1 × oder mehrmals drehen (siehe S. 29). Die Finger bewegen / spreizen
- Reckturnen: Streichholz zwischen Mittelfinger und Daumen halten, der Zeigefinger „turnt“ abwechselnd darüber und darunter
- Tonnenakrobatik: Korken auf der rutschfesten Unterlage liegend mit den Fingerspitzen zu einem Ziel rollen (wie auf einer Tonne laufen)
- Bodenturnen-Salto: Mehrere Büroklammern einzeln nacheinander als „Turner“ zwischen Finger 1–3 drehen und ablegen

Verbrecherjagd

Material:

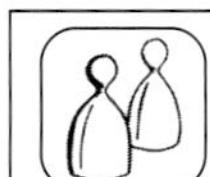
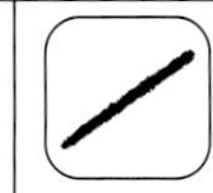
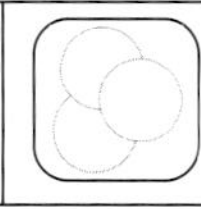
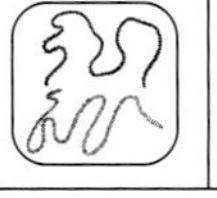
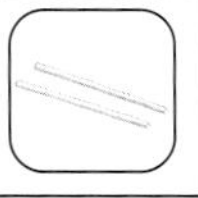
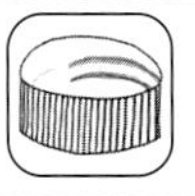

- Gefängnis bauen: Um einen Bierdeckel eine Bleischnur legen, mehrere Pfeifenputzer um einen Stab wickeln, abziehen und die Spiralen als Stacheldraht neben / auf die Bleischnur stellen
- Je einen „Verbrecher" in einen Flaschen-Schraubdeckel setzen (Polizeiauto) und mit Stab zum Gefängnis schieben
- Kreise auf Bierdeckel malen, Spielfiguren hineinstellen (gefangene Verbrecher)
- Aus Pfeifenputzern runde „Handschellen"/„Fußfesseln" formen und über die Spielfiguren stülpen

Wertstoffhof

Material:

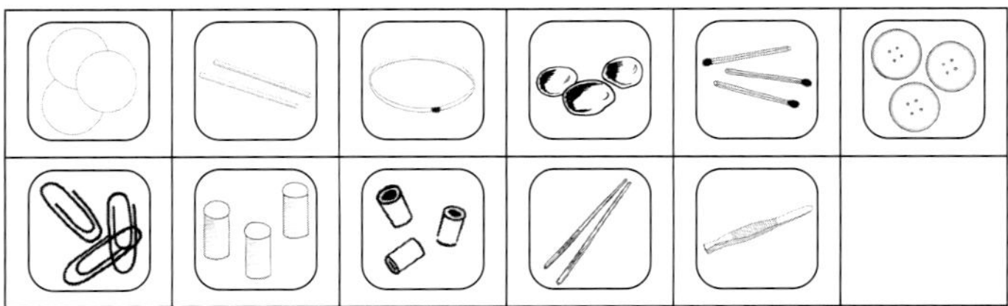

- Angelieferte Wertstoffe sortieren:
  - verschiedene Materialien nacheinander auf einen Bierdeckel legen; diesen mit einem Stab zum großen Gummiring schieben und in diesen ausleeren = Wertstoffe abgeben
  - Nacheinander Glasnuggets, Streichhölzer, Knöpfe, Büroklammern, Holzzylinder, Bügelperlen etc. „anliefern" und diese in die Mitte des großen Gummirings schütten
  - Mit Essstäbchen / Stab die Materialien an den Rand des großen Gummirings schieben und dort sortieren

  Varianten: Mit Pinzette / Zuckerzange / Essstäbchen-Korkenzange sortieren / in die Hand ohne Hilfe der anderen Hand einzelne Materialien einsammeln

7. Hinweise zu den Spiel- und Übungsformen

Die Übungen in diesem Buch fördern generell die Fingergeschicklichkeit, besonders die der stiftführenden Finger. Eine gute Handgeschicklichkeit bildet die motorische Basiskompetenz, um Malen und Schreiben zu erlernen. Kinder, die eine gute Handgeschicklichkeit entwickeln konnten, haben im Allgemeinen auch keine Schwierigkeiten, einen Stift zu halten und zu führen. Darüber haben sie die erforderlichen motorischen Voraussetzungen, um dem Schreiblernprozess in der Schule zu folgen.
Beim Arbeiten in Parcoursform können die Übungen und Übungsschwerpunkte individuell auf die Förderziele des Kindes angepasst werden, z. B. mehr oder weniger fein- oder grafomotorische Übungen.

Bei allen Übungen, die mit einem Essstäbchen, Stab oder Stift durchgeführt werden, sollte auf eine Stifthaltung im Dreipunktgriff geachtet werden. U. U. ist es für das Kind hilfreich, zusätzlich eine Stiftadaption zu benutzen.

Erklärung zum Dreipunktgriff

Damit Kinder sich den Dreipunktgriff gut einprägen können und verstehen, wie dieser „funktioniert", ist eine kindhafte, anschauliche Erklärung hilfreich:

- Der Stift ist das Auto
- Die Erwachsenen sitzen vorne nebeneinander = Daumen und Zeigefinger sind **auf** dem Stift
- Alle Kinder sitzen hinten = Mittel-, Ring- und Kleinfinger sind **unter** dem Stift

- Das älteste Kind ist der Mittelfinger. Es ist neugierig und schaut zwischen den Sitzen nach vorne zu den Erwachsenen = der Mittelfinger liegt unter dem Stift **zwischen** Daumen und Zeigefinger
- Die beiden jüngeren Kinder müssen in den Kindersitzen bleiben = Ringfinger und kleiner Finger sind **gebeugt**

Übungen mit Stiften und stiftähnlichen Werkzeugen sollten immer mit der dominanten Hand ausgeführt werden.

Grundsätzlich sollte in einem feinmotorischen Parcours oder bei einer grafomotorischen Aufgabe am Tisch von links nach rechts gearbeitet werden, um darüber eine sichere Schreib- und Leserichtung anzubahnen.

Wenn in Spielen mit einem Finger geschnipst wird, sollte dies immer der Zeige- und nicht der Mittelfinger übernehmen. Der Zeigefinger ist für die Führung des Stifts von besonderer Bedeutung.

Tipps zur Durchführung der spielerischen Übungen

Grundsätzlich ist es sinnvoll, einzelne Übungen der Handgeschicklichkeit so oft zu wiederholen, bis eine gewisse Geschicklichkeit darin erreicht wurde. Es macht dem Kind mehr Spaß, die für einen Übungserfolg erforderlichen Wiederholungen durchzuführen, wenn nicht der Therapeut / Anleiter die Häufigkeit der Wiederholungen „bestimmt“.

Teilweise ist es auch günstig, die Reihenfolge der Übungen und Spiele nicht vorzugeben, sondern diese durch Kreiseln, Schnipsen oder Würfeln mit einem Punkte- oder Farbwürfel zu ermitteln.

Dazu gibt es folgende Möglichkeiten:

- So viele Wiederholungen durchführen, wie das Kind alt ist
- Die Würfelaugen geben die Häufigkeiten der Wiederholung an
- Es wir so lange an einer Aufgabe gearbeitet, wie ein Kreisel läuft
- Mitunter ist es zur Motivationssteigerung hilfreich, wenn sich Therapeut und Kind abwechseln oder beide gleichzeitig, jeder an einer anderen Station, arbeiten
- Günstig ist es auch, die Arbeiten so auszuwählen, dass es zweitrangig ist, welche der ausgewählten Übungen wann oder wie oft wiederholt werden. So können die Aufgaben in beliebiger Reihenfolge auf dem Tisch angeordnet werden und die erwürfelte oder über Schnipsen erreichte Zahl sowie das erkreiselte Symbol bestimmen die jeweilige Station oder die Häufigkeit einer Übung (siehe Spielpläne S. 99–101)
- Eine weitere Möglichkeit ist die freie Wahl der aufgebauten Stationen. Dabei müssen alle Aufgaben in einer vorher festgelegten Häufigkeit durchgeführt werden. Auf einem „Erledigungszettel" werden die bereits durchgeführten Wiederholungen eingetragen (siehe S. 105)

- Eine mögliche Erklärung zur Motivationssteigerung für das Kind, warum eine feinmotorische Tätigkeit, z. B. einen Slalom auf das Papier übertragen/gemalt werden muss, ist: „Damit du zu Hause zeigen kannst, was wir in der Therapie gemacht haben“ oder „Damit du der Therapeutin zeigen kannst, was wir zu Hause gespielt haben“
- Eine weitere mögliche Erklärung zur Motivationssteigerung für das Kind, warum eine Form / ein Muster gemalt werden soll: „Damit du eine Fahrkarte/Eintrittskarte etc. hast und das Spiel weitergeführt werden kann.“
- Generell sollten Wettspiele mit: „Schneller“, „weiter“ und „exakter“ weitgehend vermieden werden, da das Kind dabei in der Regel der schwächere Spielpartner ist

7.1 Pläne zur Spiel- und Übungsdurchführung

Die Pläne ermöglichen eine abwechslungsreiche Förderung und unterstützen die motivierte Mitarbeit des Kindes. Sie können in der gewünschten Größe kopiert, farblich gestaltet und evtl. laminiert werden.
Den einzelnen Übungsstationen im Parcours können Nummernkarten/Punktekarten/Motivkarten (S. 103) zugeordnet werden.

- Spielplan Kreiseln: Das Kind lässt einen Kreisel auf dem Spielplan kreiseln
- Spielplan Schnipsen: Das Kind schnipst ein Glasnugget von der Startposition zu den Nummernfeldern
- Spielplan Würfeln: Das Kind geht mit einer Spielfigur entsprechend der Würfelaugen auf der Schlange weiter

Spielplan Kreiseln

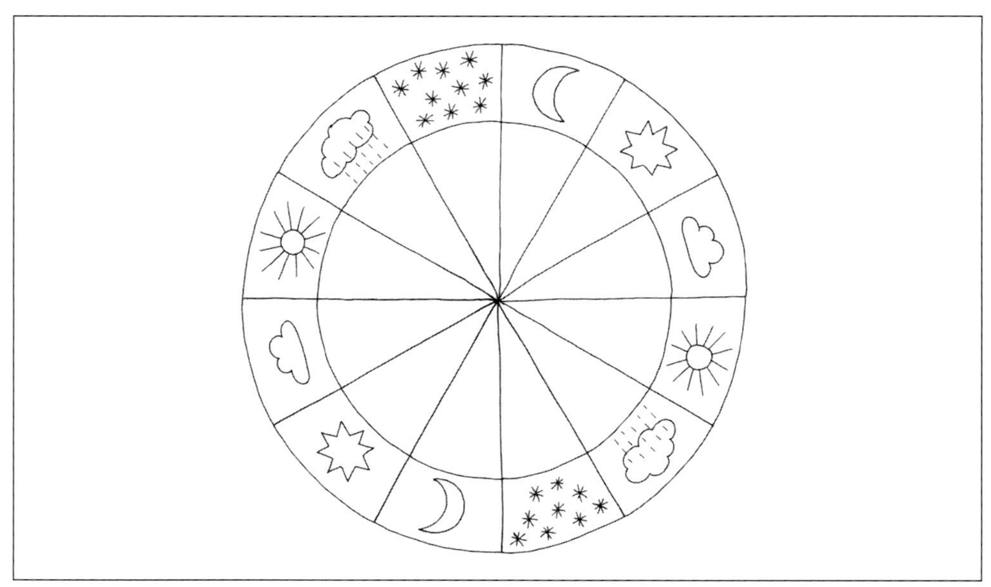

© 2012 verlag modernes lernen · Pauli/Kisch, Die Ravensburger Feinmotorikkiste · B 1093

Spielplan Schnipsen

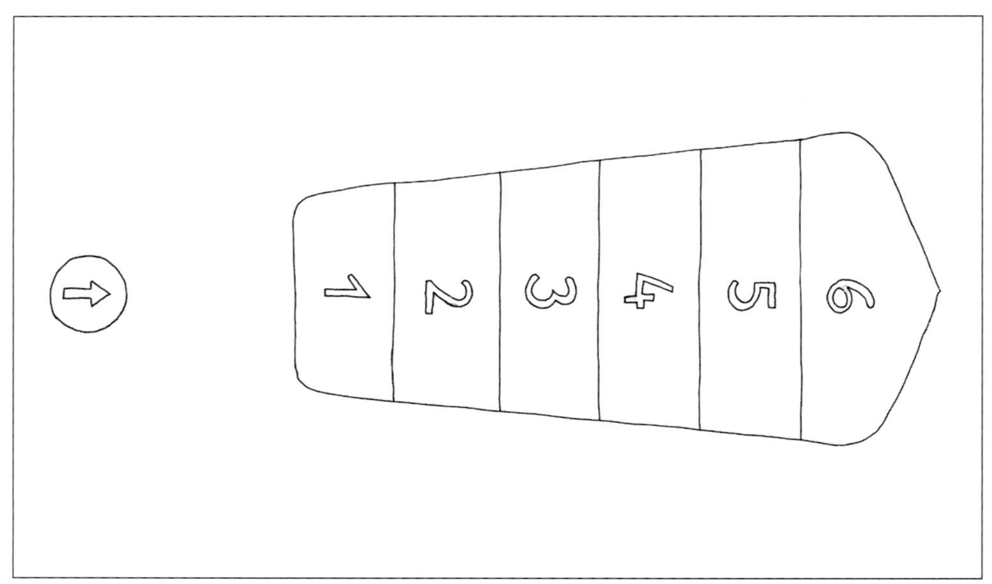

© 2012 verlag modernes lernen · Pauli/Kisch, Die Ravensburger Feinmotorikkiste · B 1093

Spielplan Würfeln

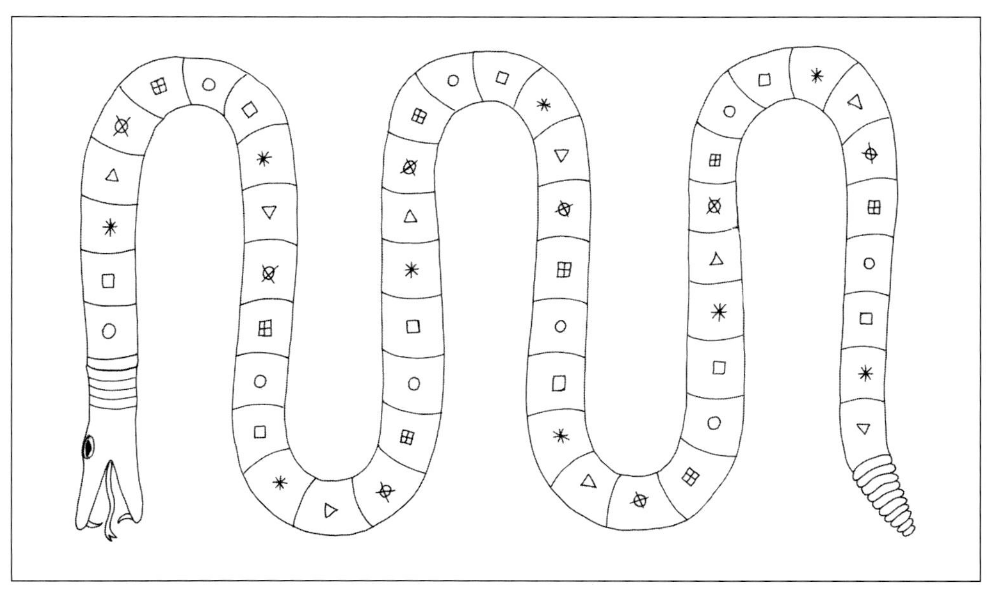

© 2012 verlag modernes lernen · Pauli/Kisch, Die Ravensburger Feinmotorikkiste · B 1093

7.2 Nummernkarten / Punktekarten / Motivkarten

Die Nummern-, Punkte- und Motivkarten können in der gewünschten Größe kopiert, ausgeschnitten, farblich gestaltet und laminiert werden. Sie werden den einzelnen Übungen / Spielen zugeordnet und dort abgelegt.
Anhand der Pläne zur Spiel- und Übungsdurchführung (S. 99–101) entscheidet der Kreisel, das durch Schnipsen mit einem Glasnugget erreichte Feld oder das durch Würfeln erreichte Feld der Schlange, welche Tätigkeit das Kind als nächste ausführt.
Motivierend für das Kind ist es, wenn es gleichzeitig mit dem Spielpartner arbeitet. Diese Arbeitsform eignet sich auch gut für Kleingruppen.
Sinnvoll ist es, die Spielpläne und die Nummern-, Punkte- und Motivkarten zu laminieren und in die „FeinMoKi“ hineinzulegen.

1	2	3	4	5	6

© 2012 verlag modernes lernen · Pauli/Kisch, Die Ravensburger Feinmotorikkiste · B 1093

7.3 Erledigungszettel

Damit es Kindern leichter fällt, die vereinbarten Tätigkeiten/Übungen durchzuführen, kann ein „Erledigungszettel" hilfreich sein. Damit wählt das Kind selbst aus, in welcher Reihenfolge es die Tätigkeiten ausführt. Diese Arbeitsform ist vor allem dann sinnvoll, wenn die Motivation des Kindes gut ist und es lernt, sich selbst zu organisieren. Der Erledigungszettel kann ebenfalls zur Selbstkontrolle bei den häuslichen Übungen eingesetzt werden. Die Anzahl der Durchführung sollte im Vorfeld abgeklärt werden.

Tätigkeit / Übung	**Anzahl**	**Erledigt** (Striche eintragen)

© 2012 verlag modernes lernen · Pauli/Kisch, Die Ravensburger Feinmotorikkiste · B 1093

7.4 Faltanleitung „Himmel und Hölle“

- Notizzettel in der Mitte 1 × senkrecht und 1 × waagerecht falten (halbieren) und wieder öffnen: In der Mitte entsteht ein Kreuz
- Die 4 Ecken des Papiers zum Kreuzungspunkt falten
- Papier wenden
- Erneut die 4 Ecken zum Kreuzungspunkt falten
- Gefaltetes Papier in der Mitte 1 × senkrecht und 1 × waagerecht falten (halbieren) und wieder öffnen
- Danach wenden, mit 4 Fingern in die entstandenen quadratischen Felder „schlüpfen“ und die äußeren Ecken zusammenführen (sieht aus wie ein „Walmdach“)

7.5 **Anleitung Leguan** (Weiterentwicklung von „Himmel und Hölle“)

Aus einer gefalteten „Himmel und Hölle“ lässt sich als weitere Spielidee der Kopf eines Tieres mit „gefährlichen“ Zähnen gestalten (z. B. ein Leguan). Die dreieckigen Flächen der Abb. 1 werden oben und unten farbig angemalt.

Damit das Gesicht nach dem Falten an der richtigen Stelle ist, kann es anhand folgenden Plans auf beiden Seiten eingezeichnet werden.

Zeichenplan Leguan

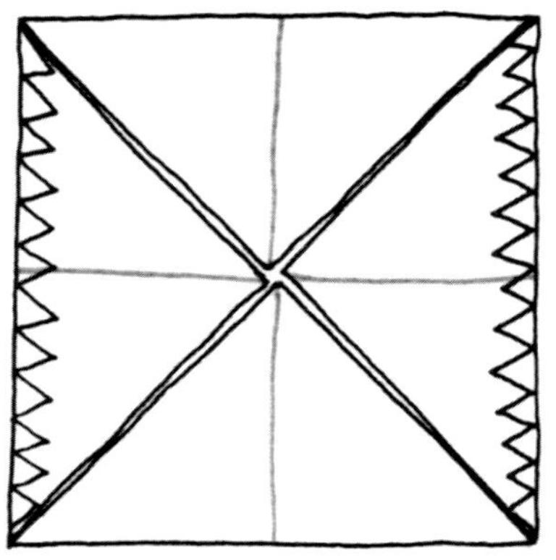

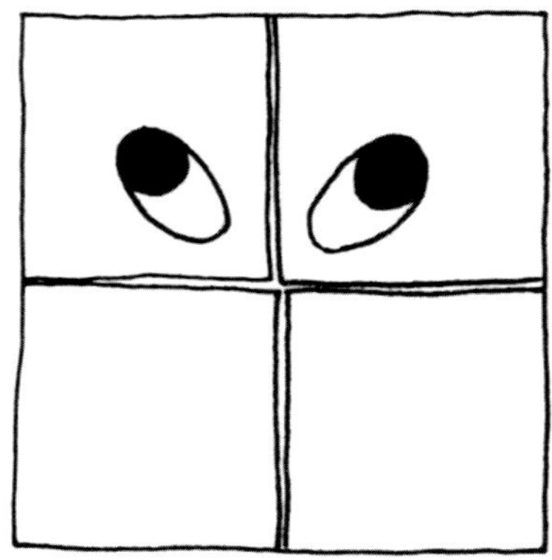

„Leguan“ in 4 Finger der dominanten Hand nehmen (Augen des Leguans = Zeige- und Mittelfinger) und das Maul abwechselnd in beide Richtungen öffnen. Es ist einfacher, die Finger nach oben und unten zu bewegen („Achtung – gefräßiges Tier!“) als das Maul seitlich zu öffnen („Friedlicher Leguan!“).

8. Grafomotorische Spiele mit Materialien und Papier kombiniert

Das Ziel grafomotorischer Übungen ist das Führen von Stiften, um malen und schreiben zu können.

Grafomotorische Spiele können bei kleineren Kindern mit stiftähnlichen Werkzeugen wie Rund-/Dübelstäben/Essstäbchen durchgeführt werden. Darüber ist eine vielfältige Hinführung an die Stifthaltung im Dreipunktgriff und Stiftführung möglich.

In der Vorschulzeit ist es unbedingt erforderlich, dass Kinder nicht nur mit stiftähnlichen Werkzeugen, sondern auch konkret mit Stiften umzugehen lernen. Die fein- und grafomotorischen Spiel- und Übungsideen mit der Ravensburger Feinmotorikkiste (FeinMoKi) lassen sich gut mit Zeichenübungen aus dem Zeichenprogramm „Geschickte Hände zeichnen 1“ oder freien Zeichenideen kombinieren. So können Kinder systematisch an die Grundformen der Schrift herangeführt werden. Ebenso kann die Ravensburger Feinmotorikkiste (FeinMoKi) mit Zeichenübungen aus dem Zeichenprogramm: „Geschickte Hände zeichnen 2“ zur Beübung der Grundmuster kombiniert werden.

Einige Beispiele werden im Folgenden dargestellt:

Es schneit endlich

Material:

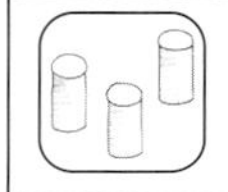		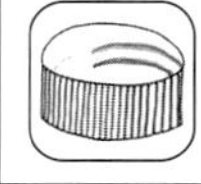	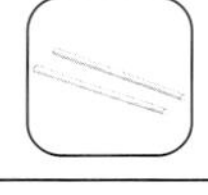	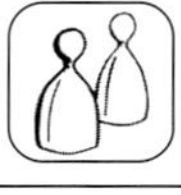	Notizzettel / S. 74 aus „Geschickte Hände zeichnen 1“ / S. 49 – 54 aus „Geschickte Hände zeichnen 2“

- Aus weißen Notizzetteln dünne Streifen schneiden
- Je 4 davon überkreuz zu Sternen legen = Schneeflocken
- Holzzylinder als Slalomstrecke aufstellen
- Murmel (Kind) in den Schlitten (Flaschen-Schraubdeckel) setzen und mit Stab durch Slalom schieben
- Slalomstrecke aufzeichnen und nach jedem durchgeschobenen Schlitten mit dem Stift nachspuren (Erläuterung: „Damit du zu Hause zeigen kannst, was wir gespielt haben“)
- Es schneit weiter: Nach jedem durchgeschobenen Schlitten eine Schneeflocke malen (wie vorher aus Papierstreifen gelegt), u. U. Blatt S. 74 aus „Geschickte Hände zeichnen 1“ benutzen
- Die Kinder machen eine Schneeballschlacht: Aus den Papierstreifen kleine Kügelchen knüllen und zu den Spielfiguren schnipsen
- Als häusliche Übung je nach Fähigkeit und Therapieziel Schneeflocken S. 74 aus „Geschickte Hände zeichnen 1“ weiterbearbeiten und/oder Wellenübungen S. 49–54 aus „Geschickte Hände zeichnen 2“ durchführen (ähnlich einem Slalom)

Arbeit im Aquarium

Material:

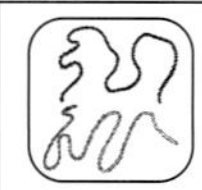	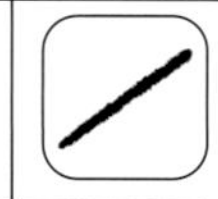	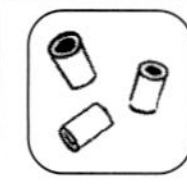	Bohnen / S. 21 u. 52 Zeichenprogramm „Geschickte Hände zeichnen 1“ / Notizzettel

Grundlage = Fisch S. 21 / Murmelglas S. 52 aus Programm „Geschickte Hände zeichnen 1“

- Aus Bleischnüren ein viereckiges Aquarium legen
- Aus Pfeifenputzern kleine Fischkinder biegen / wahlweise Bügelperlen auf die Pfeifenputzer stecken
- Nach jedem gebogenen neuen Fischkind den Mamafisch von S. 21 auf dem Papier weiter ausmalen
- In das Aquarium Pflanzen und Tiere einsetzen:
  - Bohnen / Bügelperlen als Boden legen
  - Je 2 Pfeifenputzer miteinander zu Wasserpflanzen verdrehen
  - Papierkügelchen als Fischfutter knüllen
  - Bleischnüre zu Schnecken drehen
- Als häusliche Übung das Murmelglas S. 52 aus Programm „Geschickte Hände zeichenen 1“ ausführen = Fischfutter oder den Fisch von S. 21 fertig bearbeiten

Schafe brechen aus

Material:

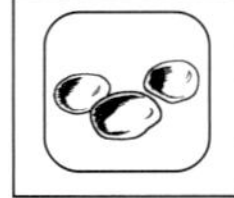	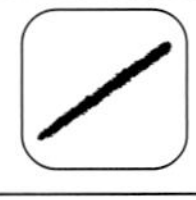	DIN-A3-Papier / Farbstifte: grün und braun

- DIN-A3-Papier mit verschiedenen Farbstiften großzügig und dicht als Wiese bemalen oder bemustern (Kringel, Wellen, Zickzack oder eine Strukturfolie unterlegen)
- Einen „Holzzaun“ aus schrägen Kreuzen außen herum malen
- Die Schafe (= Glasnuggets) auf die Wiese setzen
- Schafe mit verschiedenen Fingern über den Zaun hinaus schnipsen (die Schafe bleiben aber auf dem Tisch) (die Schafe brechen aus)
- Mit dem umgedrehten Schäferstab (Schäferstab = Pfeifenputzer, an einem Ende rund umbiegen) die einzelnen Schafe wieder zurück auf die Wiese ziehen

Zielscheibe

Material:

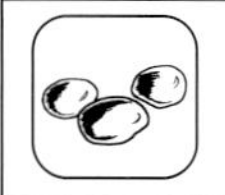	Fotokarton / Farbstift Tonpapier

- Zielscheibe auf Tonpapier malen: In der Mitte mit einem kleinen Kreis beginnen; zunehmend größere Kreise darum herummalen. Festlegen, welcher Ring wie viele Punkte bekommt. In die Ecken des Tonpapieres Startstellen malen. Glasnuggets in die vier Ecken legen und versuchen, diese in den inneren Ring der Zielscheibe zu schnipsen.
  Vorher Spielregel festlegen:
  - Wer schnipst aus welchen Ecken
  - Dürfen die Spieler aufstehen/herumgehen
  - Wird mehrfach oder nur einfach geschnipst
  - Werden die Punkte aufgeschrieben, aufgemalt oder anders festgehalten

Zwischenstopps auf der langen Autofahrt in den Urlaub

Material:

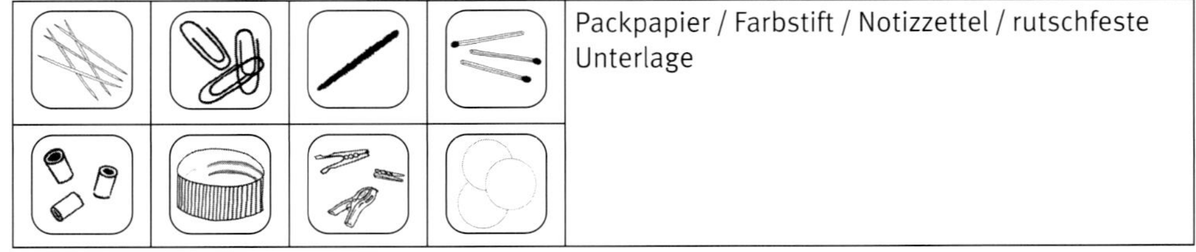

Packpapier / Farbstift / Notizzettel / rutschfeste Unterlage

- Einen großen Papierbogen (z. B. Packpapier) auf den Tisch aufkleben
- Leicht kurvige Straße mit Doppellinie am äußeren Rand aufzeichnen
- Verschiedene Zwischenstopp-Stellen auf der Straße markieren (Kreuze oder Kreise aufmalen)
- In Lese-Schreibrichtung mit einem Farbstift auf der Straße bis zu nächsten Station „fahren“ und verschiedene Tätigkeiten an den Zwischenstopp-Stellen ausführen

  Zwischenstopps:

  – Stau: Die 3 Kinder sind unruhig: 3 Mal am Stift ohne Hilfe der anderen Hand hinauf- und hinunterlaufen

  – Schlaglöcher: Kleine Kreise vom ersten bis zum zweiten Zwischenstopp auf die Straße malen, beim „Weiterfahren“ um die Schlaglöcher herumfahren = malen

- Picknick: Picknickdecke anfertigen (Rand eines Notizzettels als Fransen einreißen/einschneiden) / Grillfeuer herrichten: Zahnstocher zerbrechen, eine Büroklammer gerade biegen und anschließend in der Hälfte zusammen knicken (= Würstchen) / als Nachtisch aus Pfeifenputzern „Schneckennudeln" drehen
- Es ist nebelig: Den nächsten Streckenabschnitt mit Schlaufen bemalen
- Die Kinder brauchen Bewegung / Turnübungen auf der Raststelle: Streichholz zwischen Mittelfinger und Daumen halten, der Zeigefinger „turnt" abwechselnd darüber und darunter / Büroklammern als „Turner" zwischen Finger 1–3 drehen
- Es regnet: Den nächsten Straßenabschnitt mit Punkten und kleinen Strichen bemalen
- Besuch auf dem Bauernhof: Hühner füttern – Bügelperlen von rutschfester Unterlage in eine Hand aufnehmen und ohne Hilfe der anderen Hand einzeln in Flaschen-Schraubdeckel (Futterschüssel) legen
- Kopfsteinpflaster: Auf den nächsten Streckenabschnitt kleine Vierecke malen
- Der Regen hat aufgehört und alles trocknet: Mit dem Daumen alle Finger von allen Seiten reiben
- Der Tank ist leer: Den nächsten Streckenabschnitt mit fortlaufenden Bögen (= Arkaden) bemalen (das Auto „hoppelt" nur noch)
- Die Sonne kommt wieder heraus: Klammern/Büroklammern rings um einen Bierdeckel befestigen

9. Arbeiten mit älteren Kindern

Bis zum Alter von ca. 6–7 Jahren können die meisten Kinder mit einer spielerischen Arbeitsweise am besten motiviert werden. Das in der zielgerichteten Therapie beinhaltete Spiel sollte an den Interessen und der Lebenswirklichkeit des einzelnen Kindes orientiert sein. Über zusammenhängende „Spielgeschichten“ wie in Kap. 5/6 beschrieben, können sich die Kinder mit den zu bewältigenden „Aufgaben“ identifizieren und erleben sich als wirksam und erfolgreich. So sind sie auch eher zu Tätigkeiten bereit, die ihnen aufgrund ihrer motorischen Störung schwerfallen.
Zwischen 8 und 9 Jahren sollte die Therapie weiterhin abwechslungsreich in Parcours gestaltet werden, allerdings weniger in größere, zusammenhängende Spielgeschichten eingebettet sein. Für diese Altersgruppe eignen sich eher kleinere „Spielszenen“, z. B. dreht das Kind Stäbe wie „Hubschrauberrotoren“ zwischen den Fingern.
Nach dem 9. Lebensjahr ist die Therapie nicht mehr spielerisch und die Übungsmöglichkeiten mit den Materialien der FeinMoki werden zunehmend eher funktionell eingesetzt. Weiterhin ist eine abwechslungsreiche Therapie wichtig.
Bei älteren schreibauffälligen Kindern mangelt es häufig an den Grundkompetenzen der Beweglichkeit und Koordination der Schreibfinger. Dadurch ist schnelles, flüssiges und leserliches Schreiben erschwert. In der Therapie sollten neben den grafomotorischen-/schreibmotorischen Übungen funktionelle Übungen mit den Materialien der FeinMoki zur Verbesserung dieser motorischen Kompetenzen regelmäßig durchgeführt und zu Hause weiter vertieft werden.

Auch in der Arbeit mit Jugendlichen und Erwachsenen mit Schreibstörungen kann mit den Materialien der FeinMoKi rein funktionell gearbeitet werden.

10. Häusliches Üben

Damit die Übungsinhalte vertieft werden und sich Bewegungs- und Handlungsabläufe automatisieren können, sind das Aufgreifen der Therapieinhalte im häuslichen Umfeld und die konkrete Übertragung in alltagsrelevante Tätigkeiten über häufige Wiederholungen erforderlich.

Sinn und Folgen des Übens

Am Beispiel „Schneiden mit der Schere lernen" wird die Bedeutung des Übens dargestellt.

- **Unterstützung und Fortführung der Therapieziele / Vertiefung und Wiederholung der Stundeninhalte:**

  Therapieziel: „Das Kind will / soll lernen, mit der Schere exakt auf einer Linie entlang zu schneiden". Während einer Therapieeinheit 1 × wöchentlich bietet diese Tätigkeit zu wenig Wiederholung, um ausreichende Geschicklichkeit darin zu erlangen. Von daher müssen im häuslichen Umfeld mehrmals Anlässe zum Schneiden geschaffen werden, u. U. durch Anregung / Aufgaben des Therapeuten. Über Variationen des Schneidematerials und verschiedene Aufgaben lernt das Kind eine Vielfalt der Schneidemöglichkeiten kennen. Darüber wird diese Fertigkeit geübt und der Bewegungsablauf zunehmend geschickter durchgeführt. Über häufige Wiederholungen automatisieren sich die Bewegungen und die Tätigkeit wir zunehmend geläufig.

- **Übertragung des Erarbeiteten in ein anderes Umfeld / in eine weiterführende, alltagsrelevante Tätigkeit:**

  Es ist wichtig, therapeutische Übungen in alltagsrelevanten Tätigkeiten anzuwenden und sie in andere Umfelder zu übertragen. Dadurch werden gelernte Grundfunktionen übertragbar und kommen in vielfältigen Tätigkeiten zum Einsatz.

  Beispiele in Bezug auf das Schneiden:
  - Zu Hause die Formen ausschneiden, die in der Therapie aufgemalt wurden
  - Bilder aus Zeitschriften ausschneiden und ein Bilderbuch daraus anfertigen (Wunschzettel vor Weihnachten)
  - Im Garten helfen und verblühte Blumenstängel abschneiden
  - Schnittlauch für den Salat schneiden
  - Aus Papiermüll „Futter für den Papierkorb“ schneiden
  - Versuchen, ob und wie sich verschiedene Materialien schneiden lassen (z. B. Goldfolie, Moosgummi, Filz, Stoffe, Pappe, etc.)

- **Automatisierung der Bewegung (Verstärkung der kortikalen Repräsentation):**

  Damit Bewegungen sich automatisieren, sind eine häufige Wiederholung und eine vielfältige Variation der Bewegung erforderlich. Nur dann können Tätigkeiten geläufig und schneller durchgeführt werden. Durch das Üben kommt es zur Speicherung von Bewegungsmustern im

Gehirn, die ohne Anstrengung abgerufen werden können. Sie ermöglichen dem Kind zunehmend, mehrere Verrichtungen gleichzeitig auszuführen. So braucht es nicht ständig neu zu überlegen, wie und mit welcher Hand es die Schere und das Papier halten kann. Es schneidet z. B. eine Form exakt aus und redet währenddessen darüber, wie die geplante Kollage werden soll. Es erlangt Ausdauer und Anstrengungsbereitschaft, sodass das Schneiden exakt gelingt und die Tätigkeit nicht mehr schwer fällt, sondern Spaß macht.

- **Durch das praktische Anwenden von Bewegungsfunktionen in unterschiedlichen Tätigkeiten erlangt das Kind eine große Geschicklichkeit und Sicherheit in folgenden Bereichen:**

  - Bewegungskoordination: Das Kind braucht zur Durchführung der verschiedenen Schneidearbeiten unterschiedliche Körperhaltungen, z. B. Sitzen beim Bilder-Ausschneiden am Tisch, hocken beim Blumen-Abschneiden im Garten, knien beim Schnipsel-Schneiden vor dem Papierkorb, stehen beim Schnittlauch-Schneiden, etc. So wird beim Schneiden das Körperschema, die Tonusregulation und somit die gesamte Körperkoordination gefördert. Dies führt zunehmend auch zu einer Steigerung der gesamten Körperkraft sowie der Hand- und Fingerkraft.

  - Steigerung der Geläufigkeit / Temposteigerung / Steigerung der Anstrengungsbereitschaft und Ausdauer: Durch Üben und Variationen kommt es zu einer Steigerung der Geläufigkeit sämtlicher Tätigkeiten. Wenn das Kind in einzelnen Verrichtungen viel Erfahrung hat, kann es sein Tempo steigern. Durch Erfolgserlebnisse und dadurch, dass die Verrichtungen nach und nach nicht mehr schwer fallen, steigert sich die Anstrengungsbereitschaft; das Kind bekommt mehr Ausdauer, führt Tätigkeiten zu Ende und über einen längeren Zeitraum aus.

- Formsicherheit: Durch das Ausschneiden von Formen und das Schneiden verschiedener Materialien wird die visuelle Wahrnehmung in vielfältiger Weise vertieft. Z. B. wird beim Ausschneiden eines Vierecks die Erfahrung des „rechten Winkels“ gemacht. Das Kind muss an dieser Stelle abbremsen und die Richtung ändern. Diese Erfahrung braucht es auch, um Vierecke malen zu können.

- Raumlagewahrnehmung / Wahrnehmung räumlicher Beziehungen: Durch das Drehen der Schneidevorlage und der Anpassung der Schneiderichtung vertieft sich die visuelle Wahrnehmung, z. B. steht das Auto, das ich ausschneide, nun „auf dem Kopf“.

- Handlungsplanung / Serialität: Vor allem durch eigenes Handeln und eigene Erfahrungen beim Lösen von Problemen kann das Kind lernen, aus welchen einzelnen Handlungsschritten sich komplexere Handlungen zusammensetzen. Nur darüber erlernt es, in welcher Reihenfolge die einzelnen Handlungsschritte sich zu einer sinnvollen Handlung aneinander reihen.

- Förderung der Selbständigkeit: Wenn das Kind sicher in unterschiedlichen Tätigkeiten ist und weiß, welche Handlungsschritte zu dem gewünschten Ergebnis führen, kann es ohne fremde Hilfe Tätigkeiten planen und ausführen. Darüber erlangt es zunehmend mehr Eigenständigkeit und ein höheres Selbstbewusstsein.

- Weiterhin können über die Kontrolle der häuslichen Übungen Fortschritte beobachtet und diese über Lob positiv unterstützt werden. Für manche Kinder ist es wichtig, für die häuslichen Übungen z. B. einen Stempel oder ein aufgemaltes Sternchen als Anerkennung zu erhalten. Diese können direkt auf dem Arbeitsblatt sein oder auf einem besonderen Blatt gesammelt und ggf. gegen eine vereinbarte Belohnung eingetauscht werden.

10.1 Übung macht den Meister

Bestehen fein- und grafomotorische Schwierigkeiten, ist häufig eine spezielle Förderung oder Therapie erforderlich. Über die Fördereinheiten / Therapie hinaus ist es wichtig, täglich kleinere Übungen durchzuführen. Nur so können die Förder- / Therapieinhalte ausreichend vertieft und die angestrebten Ziele erreicht werden.

Damit häusliches Üben gelingt, ist eine gute Zusammenarbeit zwischen Pädagoge / Therapeut und Eltern erforderlich. Durch Transparenz und Nachvollziehbarkeit der angestrebten Ziele, der einzelnen notwendigen Übungsschritte und der konkreten Übungsinhalte entsteht die erforderliche Motivation und Einsicht für zusätzliches häusliches Üben.

Für Eltern ist es oft schwer, ohne konkrete Anregung und Unterstützung ausreichend Fantasie für häusliches Üben zu entfalten. Deshalb ist es wichtig, Eltern im Gespräch und im regelmäßigen

Austausch, z. B. am Ende der Fördereinheit/Therapiestunde darüber zu informieren, was das Ziel der Einheit war und welche der besprochenen Förder-/Therapieschwerpunkte verfolgt wurden. Es ist günstig, wenn jeweils eine konkrete Übung für das häusliche Üben besprochen und erläutert wird.
Dabei ist es wichtig, den Übungsumfang festzulegen, z. B. bei einem hypotonen Kind das tägliche „in Bewegung kommen" oder bei einer fein- oder grafomotorischen Übung die Anzahl der Wiederholungen, z. B. bei einer Schwungübung auf dem Papier.

Die „Ravensburger Feinmotorikkiste" (FeinMoKi) oder Teile daraus können zusammen mit Übungsideen den Eltern mitgegeben werden; so fällt es ihnen leichter, zu Hause spielerisch die feinmotorischen Kompetenzen ihres Kindes zu verbessern.

Dabei ist es hilfreich, den Eltern ein vorbereitetes „Aufgabenblatt" (s. S. 123) mitzugeben, auf dem die Übungen in Stichpunkten festgehalten werden. In der nächsten Therapieeinheit muss unbedingt besprochen werden, ob und wie die häusliche Übung geklappt hat. Sie sollte vorgemacht, angeschaut und besprochen werden. Dabei können auch Probleme der Motivation oder Durchführung geklärt und nach Lösungen gesucht werden. Weiterhin können diese Informationen die Förder-/Therapiedokumentation ergänzen und bei Bedarf auch einem Bericht beigefügt werden. Für Therapeuten ist es sinnvoll, zur Dokumentation ein anderes Blatt mit einer weiteren Spalte zu haben, um sich Notizen zur Durchführung der häuslichen Übungen machen zu können (s. S. 124).

10.2 Vorschlag für ein „Aufgabenblatt“

Häusliche Übungen für:

Datum	Übungen

© 2012 verlag modernes lernen · Pauli/Kisch, Die Ravensburger Feinmotorikkiste · B 1093

10.3 Vorschlag für ein „Dokumentationsblatt"

Häusliche Übungen für:

Datum	Übungen	Notizen

© 2012 verlag modernes lernen · Pauli/Kisch, Die Ravensburger Feinmotorikkiste · B 1093

11. **Literatur** (alle im verlag modernes lernen)

Kisch, A., Pauli, S.: Linkshänder – Na klar! Das Praxisbuch über linkshändige Kinder. Bestell-Nr. 1083.

Kisch, A., Pauli, S.: Schreibstörungen bei Kindern erkennen und behandeln. Das Praxisbuch für Therapie und Pädagogik – mit Downloadlink zum Erhebungsbogen RAVEK-S. Bestell-Nr. 1294.

Kisch, A., Pauli, S.: „Ganz schön schräg". Förderung beim Erlernen der Schräge – Praxisbuch für Therapie und Pädagogik. Bestell-Nr. 1282.

Pauli, S., Kisch, A.: Geschickte Hände. Handgeschicklichkeit bei Kindern – Spielerische Förderung von 4–10 Jahren. Bestell-Nr. 1609.

Pauli, S., Kisch, A.: RAVEK Handbuch zum Ravensburger Erhebungsbogen fein- und grafomotorischer Kompetenzen – Befunderhebung von 4–10 Jahren mit Downloadlink zum RAVEK Erhebungsbogen. Bestell-Nr. 1619.

Pauli, S., Kisch, A.: Geschickte Hände zeichnen 1. Grundformen und Schwungübungen. Bestell-Nr. 1045.

Pauli, S., Kisch, A.: Geschickte Hände zeichnen 2. Grundmuster. Bestell-Nr. 1046.

Pauli, S., Kisch, A.: Geschickte Hände zeichnen 3. Grafomotorische Übungen für Menschen von 8 bis 88 Jahren. Mit KIPAS und Erweiterungen zu Block 3 + 4 als Download. Bestell-Nr. 1080.

Pauli, S., Kisch, A.: Geschickte Hände zeichnen 4. Grafomotorische Übungen für Menschen von 8 bis 88 Jahren. Ergänzungen zu Block 3. Bestell-Nr. 1082.

Pauli, S., Kisch, A.: Spiele zur Förderung der Handgeschicklichkeit und Grafomotorik für Therapie und Pädagogik. Bestell-Nr. 1617.

Pauli, S., Kisch, A.: Was ist los mit meinem Kind? Bewegungsauffälligkeiten und Wahrnehmungsstörungen bei Kindern. Bestell-Nr. 1088.

Pauli, S., Leimer, G.: Ergotherapeutische Übungen in der Handtherapie. Bestell-Nr. 1078.

Pauli, S., Romer, D.: Emilyx und Liox gehen in die Schule. Kringeln und Kritzeln für lockere Schreibbewegungen. Bestell-Nr. 1620.

Pauli, S., Romer, D.: Kringeln und Kritzeln für dynamische Schreibmotorik. Förderung mit Spiel und Spaß. Bestell-Nr. 1623.

Pauli, S., Romer, D.: Neue Spiele zur Förderung der Handgeschicklichkeit und Grafomotorik für Therapie und Pädagogik. Bestell-Nr. 1625.